Comportamento Mastigatório na Obesidade e após Cirurgia Bariátrica

Avaliação, Diagnóstico e Tratamento

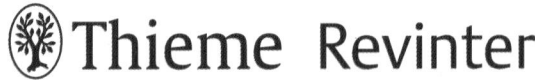

Comportamento Mastigatório na Obesidade e após Cirurgia Bariátrica

Avaliação, Diagnóstico e Tratamento

Andréa Cavalcante dos Santos

Doutoranda em Saúde Coletiva pela Universidade de Fortaleza, CE
Mestre em Saúde Coletiva pela Universidade de Fortaleza, CE
Título de Especialista em Motricidade Orofacial pelo Conselho Federal de Fonoaudiologia (CFFA)
Prêmio Arthur Garrido Belarmino Jr. de Melhor Trabalho na Categoria "Temas Livres", do Congresso da SBCBM ocorrido em Brasília, DF
Detentora do Depósito da Marca FonoBariátrica

Thieme
Rio de Janeiro • Stuttgart • New York • Delhi

Dados Internacionais de Catalogação na Publicação (CIP)

SA237c

    Santos, Andréa Cavalcante dos

    Comportamento Mastigatório na Obesidade e após Cirurgia Bariátrica: Avaliação, Diagnóstico e Tratamento/Andréa Cavalcante dos Santos – 1. Ed. – Rio de Janeiro – RJ: Thieme Revinter Publicações, 2018.

    120 p.: il; 15,8 x 23 cm.
    ISBN 978-85-5465-058-2

    1. Obesidade. 2. Cirurgia Bariátrica. I. Título.

                                CDD: 616.398
                                CDU: 616.399

Contato com a autora:
deafono@gmail.com

Nota: O conhecimento médico está em constante evolução. À medida que a pesquisa e a experiência clínica ampliam o nosso saber, pode ser necessário alterar os métodos de tratamento e medicação. Os autores e editores deste material consultaram fontes tidas como confiáveis, a fim de fornecer informações completas e de acordo com os padrões aceitos no momento da publicação. No entanto, em vista da possibilidade de erro humano por parte dos autores, dos editores ou da casa editorial que traz à luz este trabalho, ou ainda de alterações no conhecimento médico, nem os autores, nem os editores, nem a casa editorial, nem qualquer outra parte que se tenha envolvido na elaboração deste material garantem que as informações aqui contidas sejam totalmente precisas ou completas; tampouco se responsabilizam por quaisquer erros ou omissões ou pelos resultados obtidos em consequência do uso de tais informações. É aconselhável que os leitores confirmem em outras fontes as informações aqui contidas. Sugere-se, por exemplo, que verifiquem a bula de cada medicamento que pretendam administrar, a fim de certificar-se de que as informações contidas nesta publicação são precisas e de que não houve mudanças na dose recomendada ou nas contraindicações. Esta recomendação é especialmente importante no caso de medicamentos novos ou pouco utilizados. Alguns dos nomes de produtos, patentes e design a que nos referimos neste livro são, na verdade, marcas registradas ou nomes protegidos pela legislação referente à propriedade intelectual, ainda que nem sempre o texto faça menção específica a esse fato. Portanto, a ocorrência de um nome sem a designação de sua propriedade não deve ser interpretada como uma indicação, por parte da editora, de que ele se encontra em domínio público.

© 2018 Thieme Revinter Publicações Ltda.
Rua do Matoso, 170, Tijuca
20270-135, Rio de Janeiro – RJ, Brasil
http://www.ThiemeRevinter.com.br

Thieme Medical Publishers
http://www.thieme.com
Capa: Thieme Revinter Publicações

Todos os direitos reservados. Nenhuma parte desta publicação poderá ser reproduzida ou transmitida por nenhum meio, impresso, eletrônico ou mecânico, incluindo fotocópia, gravação ou qualquer outro tipo de sistema de armazenamento e transmissão de informação, sem prévia autorização por escrito.

Impresso no Brasil por Zit Gráfica e Editora Ltda.
5 4 3 2 1
ISBN 978-85-5465-058-2

Prefácio

Em dezembro de 1997, findando o século passado, começava um novo capítulo da História da Medicina do Ceará. Era realizada a primeira operação de Capella, uma gastroplastia com *bypass* gastrojejunal para obesidade mórbida, coordenada pelo Prof. Dr. Arthur Garrido, da Universidade de São Paulo, o pioneiro nesta área de atuação, que ensinou, divulgou, monitorou, metodizou e democratizou a Cirurgia Bariátrica no Brasil e no mundo, auxiliado por Luiz Moura, Sizenando Ernesto Lima Júnior, sob a anestesia de Francisca Feijó, Luíza Amélia e Riane Azevedo, no Hospital São Mateus. Iniciava-se, então, um grande e inovador desafio: enfrentar as adversidades, acreditar, evoluir e dominar tecnicamente um novo ambiente cirúrgico; ter proficiência nos resultados, para convencer pacientes e especialistas médicos que a cirurgia veio para completar, não competir; e ajudar a solucionar os casos de intratabilidade clínica, em portadores de obesidade mórbida. Mais tarde, o tempo encarregou-se de mostrar que se manifestaria como sendo o método mais eficiente, duradouro, que ajudaria a eliminar o excesso de peso, de forma mantida e sustentada, além de tratar, curar e controlar as doenças associadas, sobremaneira, à síndrome metabólica.

Veio a necessidade simultânea de formar um Serviço de Cirurgia Bariátrica, fazer a composição do Corpo Clínico, incluir profissionais competentes e proficientes na equipe, definir rotina, fluxograma de avaliação, preparo e cuidados interdisciplinares. Esta inclusão ia acontecendo na medida da necessidade de atuação junto ao paciente obeso, no pré, no trans e no pós-operatório: cirurgião, anestesiologista, endocrinologista, clínico, psicólogo, psiquiatra, nutricionista, enfermeira, considerada a base da equipe.

As eventualidades definiam as necessidades! O risco de o paciente com obesidade fazer atelectasia no pós-operatório imediato era eminente; na eventualidade, solicitávamos ao fisioterapeuta para ação corretiva. Por que, então, só chamar o fisioterapeuta para tratamento de uma complicação? Melhor seria realizar a fisioterapia preventiva de fenômenos pulmonares e avançar na motricidade para prevenir tromboembolismo, os vilões do cirurgião. Daí em diante, o fisioterapeuta passa a integrar o Corpo Clínico e atuar na rotina pré e pós-operatória.

A maioria da população, incluindo as pessoas com obesidade, não mastiga de forma adequada por vários motivos, tendo como destaques a pressa do cotidiano, o *fast-food*, a oferta farta e rápida de alimentos de composição semissólida e semi-industrializada, má oclusão da arcada dentária, infecção da cavidade oral.

No pós-operatório da gastroplastia, observava-se que muitos pacientes entalavam e até vomitavam, e vinha a sugestão de fazer a "mastigação adequada". Mas o que significava mastigação adequada? Mastigar? Mastigar? Mastigar? Alguns tinham vômitos persistentes, incoercíveis, sem causa específica, com o trânsito intestinal livre, sem sinais de qualquer obstrução. Melhor seria convocar o profissional de fonoaudiologia para ajudar a minimizar e tratar estes casos de entalos e vômitos. Aprenderiam a mastigar corretamente e tratariam a intercorrência.

Assemelhados aos problemas oriundos da fisioterapia, por que, então, só chamar o fonoaudiólogo para tratamento de uma complicação? É preferível recorrer à fonoaudiologia preventiva dos fenômenos mastigatórios, avançar e ensinar ao paciente quão errado estaria sua mastigação e quão importante seria prevenir desconfortos mastigatórios, para obter os melhores resultados e ter melhor qualidade de vida, além de eliminar a mítica de que o paciente bariátrico come até vomitar e que o vômito faz parte ou é consequência da cirurgia. Não deveríamos esperar que os pacientes entalassem e vomitassem para acionar a fonoaudiologia! A fonoaudióloga passou a integrar a equipe.

A mastigação é a única atividade fisiológica que envolve todos os sentidos, desde a conscientização e a distinção do que é fome e o que é vontade de comer, seguindo pela visão da comida, a cor, o volume, o tato, o contato, a consistência, a temperatura, o cheiro (olfato), o gosto, a mastigação movimentando o bolo alimentar na cavidade oral, a ausculta do movimento e do atrito dos dentes, a mensagem cerebral da presença dos nutrientes na boca para minimizar a ansiedade, a resposta com a salivação, a deglutição da massa pastosa e, finalmente, a sensação de saciedade. Engolir os alimentos sem mastigar salta este ciclo do prazer oral que explora todos estes sentidos oriundos da cultura alimentar, da refeição farta (em quantidade e qualidade), da boa gastronomia.

Eis que, diante da percepção deste problema vigente, surge a autora e pesquisadora Andréa Cavalcante, propondo-se a estudar o perfil (ou comportamento) mastigatório da pessoa com obesidade mórbida, vinculada ao Núcleo do Obeso do Ceará, em estágio pré-operatório, além de mostrar resultados significativos, conclusões claras e propostas objetivas para ajudar a solucionar tal problemática. A fonoaudiologia, de forma pioneira, tal qual a fisioterapia, adentra na Equipe Interdisciplinar, junta-se e ajusta-se a outras especialidades e assume papel importante na terapêutica clinicocirúrgica do paciente bariátrico. Atrai consigo a importância da saúde bucal, pois só mastiga bem e corretamente quem tem dentição completa e saudável. E o(a) odontólogo(a) passa a integrar a equipe, desta feita, além de periciar, diagnosticar e tratar as doenças da cavidade oral, promove a acessibilidade e segurança necessária para o paciente com obesidade, adquirindo cadeira cirúrgica especial com potencial de atender pessoas com superobesidade, apresentando até mais de 250 quilogramas.

Daí em diante, a mastigação vira campo fértil de assistência técnica, de ensino e de pesquisa, possibilitando à autora, inquieta e determinada, avançar no mestrado, doutorado e apontar o Núcleo do Obeso do Ceará como fonte de referência para outros serviços do Brasil, destacando-se pela inovação e proficiência de suas ações junto à comunidade científica bariátrica e fonoaudiológica.

A mais da conta, não cabe a mim contar e sim deixar que a boa leitura deste instrumento de informação contribua para reflexão da importância da mastigação na obtenção dos melhores resultados do tratamento clinicocirúrgico da obesidade, e a presença da fonoaudióloga, inserida no contexto do Corpo Clínico, contribuirá para referenciar o serviço especializado como centro de excelência, nesta área de atuação.

Por fim, a ladainha junto ao paciente bariátrico:

" - *A pressa é inimiga da refeição, e o sucesso da operação está na mastigação!*"

Prof. Dr. Luiz Moura
Coordenador do Núcleo do Obeso do Ceará

Colaborador

KARINE MOURA DE FARIAS BORGES
Doutoranda em Educação
Mestre em Educação pela Universidade Federal do Ceará
Psicóloga pela Universidade Federal do Ceará

Apresentação

A obesidade constitui um dos maiores problemas de saúde pública da vida moderna. Não só como causa da morbidade de diversas situações clínicas, como diretamente relacionada com a mortalidade de diferentes causas.

A distribuição, a intensidade e o tempo de evolução acarretam distúrbios metabólicos, locomotores, cardiovasculares graves e ceifam a vida de muitos indivíduos no seu período mais produtivo.

No entanto, apesar de já ser considerada como uma doença e de muito já ser sabido sobre obesidade, ainda existem lacunas indispensáveis a serem descobertas desde a sua gênese, fatores precipitantes, contribuintes até o seu tratamento. Cada novo conhecimento constitui importante peça neste quebra-cabeça.

Um novo horizonte se abre com a evidência de que distúrbios na mastigação estão implicados à obesidade, principalmente nos estados de morbidade, e naqueles que, em razão de sua gravidade, são indicados a procedimentos cirúrgicos como forma terapêutica salvadora.

Aqui entra a importância deste livro, pois traz, a partir de resultados de estudos e da experiência da autora, o papel do fonoaudiólogo, como membro da equipe multidisciplinar que se dedica ao apoio da pessoa com obesidade mórbida com indicação de cirurgia bariátrica.

Dividido em capítulos, de forma didática, aprofunda o conhecimento da obesidade como problema-chave. Em seguida expõe as diversas metodologias e teorias que embasam a prática fonoaudiológica, e, por fim, há o aprofundamento na prática profissional da fonoaudiologia como membro de uma equipe multidisciplinar de cirurgia bariátrica.

Prof. Dr. Carlos Antônio Bruno da Silva
Médico Endocrinologista e Doutor em Ciências da Saúde

Ao ser semeado o caminho onde traçaremos a nossa atuação, basta a nós regá-lo com o conhecimento adquirido através do adubo de pesquisas, para colhermos os frutos do reconhecimento pela ciência, bem como do bem-estar pelos pacientes.

A autora

Sumário

Introdução 1
1. Obesidade e a Cirurgia Bariátrica 5
2. Conhecer o Público com Obesidade Mórbida 9
3. Comportamento Mastigatório 17
4. Fisiopatologia do Sistema Estomatognático no Paciente
   com Obesidade Mórbida...................................... 23
5. Princípios, Metodologias e Teorias do Atendimento
   Fonoaudiológico em Equipe de Cirurgia Bariátrica 27
6. Atendimento Fonoaudiológico: Anamnese, Avaliação e
   Recursos Terapêuticos.. 47
7. Fonoaudiologia Percorrendo Mais Caminhos 73
8. Casos-Desafio.. 79
Referências Bibliográficas 83
Anexo 1 91
Anexo 2 93
Anexo 3 95
Índice Remissivo..101

Comportamento Mastigatório na Obesidade e após Cirurgia Bariátrica

Avaliação, Diagnóstico e Tratamento

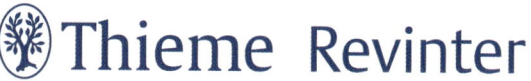

Introdução

COMO SIGNIFICAR O SOFRIMENTO QUE ANDA JUNTO COM A OBESIDADE MÓRBIDA?

Estar acima do peso dito ideal remete a vários e diferentes contextos. Alguns de *status*, pela representação da conotação financeira que o tema pode remeter; outros de um olhar bondoso e preocupado de pessoas que cuidam, pois quem está acima do peso não perecerá de tantas doenças acometidas pela fome e pela miséria; e outros remetem a significações que somente aquela pessoa pode referir, mas que apresenta certo "mal-estar".

Ao se pensar sobre mal-estar, pode-se perceber que se reporta, inevitavelmente, ao terreno da subjetividade, sempre sendo nesta perspectiva que o mal-estar se apresenta. A tradução nas formas psíquica e somática será por meio do sofrimento, sobressaindo um sujeito que sofre.[128]

Então, o que você imagina quando vê estas imagens?

Agora, poderia imaginar...
Qual sua altura? 1,60 m em média? Ok!

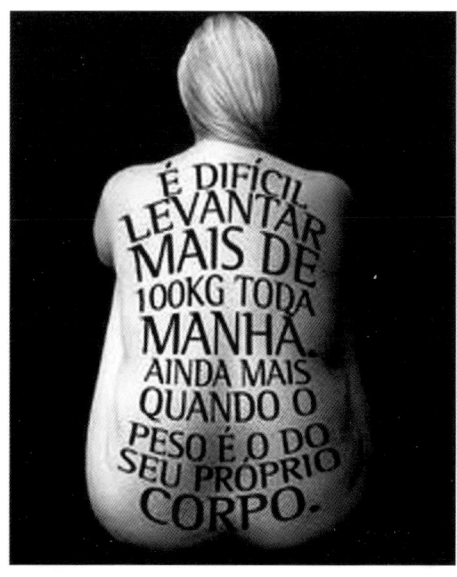

Fonte: Domínio Público

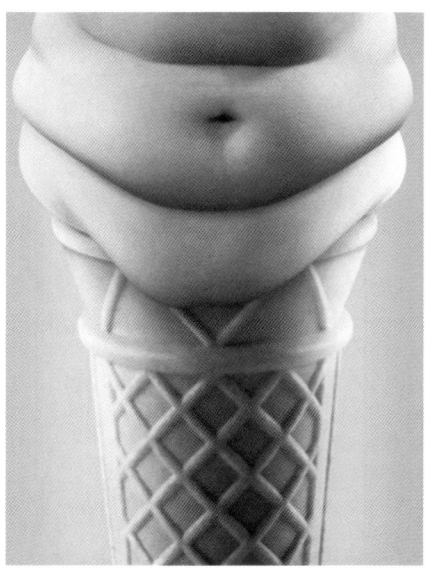

Fonte: Domínio Público

INTRODUÇÃO

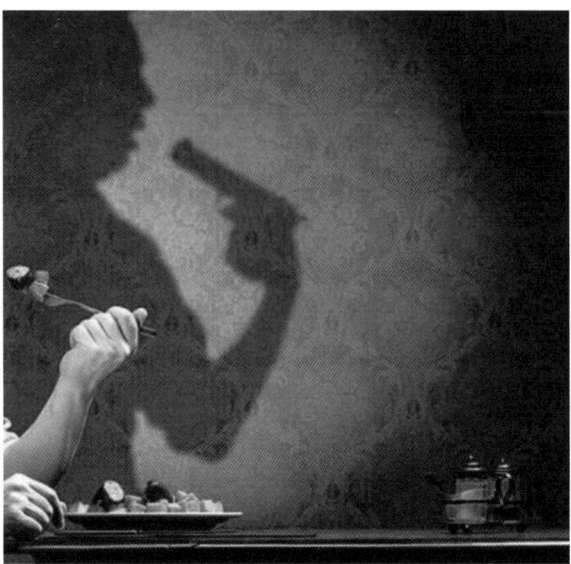

Fonte: Domínio Público

Agora, você pesa 150 kg...

Mal consegue subir degraus de 10 cm, porque você apresenta um cansaço, e a respiração, após o primeiro, é totalmente ofegante!

Aliás, já começa o dia cansado porque não dormiu direito. Precisa de CPAP, pois tem apneia do sono grave, com aproximadamente 42 paradas por minuto!

Já tentou fazer todos os tipos de dieta e, quando emagreceu os 20 kg desejados, não conseguindo continuar com a dieta, reganhou 30 kg.

Foi para os médicos (cardiologista, pneumologista, dermatologista, ginecologista, endocrinologista, ortopedista...) e todos eles disseram que você precisa emagrecer para ter qualidade de vida. E foi muito difícil sair de casa para ir a esses médicos, pois imaginar o espaço para passar pela catraca/borboleta do ônibus já é um pesadelo ou, quem sabe, um sonho quase inatingível!

Chegando em casa, na geladeira, tem todos os alimentos gostosos porque o seu irmão ou seu marido ou sua esposa, que é magro(a), não engorda de jeito nenhum e pode comer. Mas houve uma noite que você não aguentou e, quando todos foram dormir, você foi na geladeira e comeu todo o doce/salgado! Bateu uma culpa... Não sabia se provocava o vômito para "aliviar a dor" ou para "ter mais espaço para comer só mais um pouquinho".

As roupas não entram mais e aquela que você queria, não tinha o seu número!

Como mulher, você não consegue nem usar salto e nem cruzar as pernas. Como homem, você trocou seus calçados por aqueles sem cadarço, pois não os amarra mais e nem corta as unhas dos pés, visto que o tamanho do abdome incomoda, impedindo-o de chegar aos seus pés e, na hora do banho, não consegue alcançar todo o seu corpo para fazer uma higiene pessoal mais eficiente.

A relação sexual já não é mais a mesma; e mais algumas coisas muito importantes e que quase nunca passam na cabeça de ninguém:

- A dificuldade de se enrolar em uma toalha, ela está pequena;

- As cadeiras nos ambientes públicos devem ser de madeira porque as de plástico não dão total segurança;
- Ao dormir ou apenas tirar um cochilo, essa rede deve ser mais larga e com maior reforço no mamucabo, este apresentando mais punhos;
- Uma boa parte das cadeiras dos dentistas só comporta até, no máximo, 120 kg! Em pesquisa, encontram-se uma ou outra marca que suporta até, no máximo, 137 kg. E não mais que isso;
- E quando liga a TV, ouve piadas de gordo!
...
E agora? Como você se sente?

Estes e tantos outros sofrimentos ocorrem diariamente na vida de uma pessoa com obesidade mórbida e, se não se olhar para o outro, podendo ser colocado no lugar deste, nunca se saberá ou será entendido quão difícil é estar nessa condição de obesidade mórbida.

Não poderia dar início a uma abordagem tão diferente e inovadora para os profissionais interessados nesse tema sem antes contextualizá-lo no sofrimento do paciente com obesidade mórbida!

Entender que há diversas situações nas quais uma pessoa com obesidade mórbida vivencia e se encontra em foco, traz ao profissional uma visão muito mais aprofundada do quanto que este deve se despir de qualquer preconceito e dar o seu melhor, como facilitador das informações no contexto do tratamento cirúrgico ou não, da obesidade mórbida.

Obesidade e a Cirurgia Bariátrica

CAPÍTULO 1

A obesidade mórbida é considerada uma doença pandêmica e democrática, pandêmica pelo aspecto de abrangência, para além das fronteiras geográficas, e democrática por não escolher raça, cor, religião, muito menos situação financeira para se instalar e progredir.

Os fatores que levam um corpo humano ao estado de obesidade são vários como sedentarismo, desajustes emocionais e/ou orgânicos,[60] perpassando, inclusive, por uma escolha alimentar carregada de calorias disfarçada em pequenos volumes ou que facilite o ato mastigatório, através de aspectos como maciez e cremosidade, fato que possibilita o aumento da ingesta de quantidade e, por conseguinte, aumento do valor calórico.

Realizar uma análise da obesidade, de seu tratamento e voltar o olhar para os diversos aspectos envolvidos encontrando a necessidade de intervenção com benefícios à evolução desses pacientes, de forma mais rotineira, sempre será um desafio.[110]

CONCEITO E CLASSIFICAÇÃO DA OBESIDADE

O termo obesidade, do latim (*obesus*, *ob* = muito e *edere* = comer), engloba a conceituação de o gasto energético ser inferior ao valor proveniente de ingestão alimentar, aumentando a massa adiposa e resultando em aumento do peso corpóreo, trazendo, inclusive, a preocupação para uma série de fatores que fazem deste tema uma discussão cheia de percalços e agravos à saúde.[110]

Desde o ano de 1985, a obesidade é reconhecida como uma doença de origem multifatorial, com influência de fatores endógenos (genéticos, endocrinológicos, psicogênicos, entre outros) e exógenos (alimentação, estresse e sedentarismo).[53]

Atualmente, muito mais estudos abordam sobre todo o processo da obesidade, porém, é consenso o fato de que a etiologia da obesidade ainda não é de conhecimento claro e resultante de apenas uma causa específica, mas sim da junção de vários fatores ambientais, culturais, psicossociais, raciais, metabólicos, endócrinos, hormonais, dentre outros que alteram o balanço energético do paciente.[33,35,43,98]

Uma forma simples e universal de classificação da obesidade é a utilização do índice de massa corporal (IMC), segundo a Organização Mundial da Saúde,[131] obtido pela divisão do peso corporal (medido em quilogramas) pelo quadrado da altura, medida em metros (Quadro 1-1).

Ao longo do aumento da severidade da obesidade, quer dizer, à medida que o peso corpóreo aumenta, segue inversamente proporcional a diminuição da qualidade de vida de pessoas que estão com essa doença e a junção de várias comorbidades que se associam à obesidade, denominando-a obesidade mórbida, pois as condições clínicas patológicas que se instalam nesse quadro, como as doenças da síndrome metabólica (diabetes melito tipo 2, esteatose hepática não alcoólica [NASH], pressão arterial elevada, dislipidemia e

Quadro 1-1. Riscos para as Doenças da Síndrome Metabólica

IMC (kg/m^2)	Classificação OMS	Descrição usual	Risco (doenças da síndrome metabólica)	Risco corrigido (doenças da síndrome metabólica)
< 18,5	Baixo peso	Magro	Aumentado	Aumentado
18,5-24,9	Faixa normal	Peso saudável	Baixo	Aumentado
25-29,9	Grau I	Sobrepeso	Aumentado	Moderado
30-34,9	Sobrepeso Grau IIa	Obesidade	Moderado	Grave
35-39,9	Sobrepeso Grau IIb	Obesidade	Grave	Muito grave
> 40	Sobrepeso Grau III	Obesidade mórbida	Muito grave	Muito grave

Fonte: Segal, Cardeal & Cordás (2002).[113]

outras anormalidades metabólicas que se associam ao aumento do risco cardiovascular), bem como as próprias doenças cardiovasculares, ortopédicas e diversos tipos de câncer somente contribuem para essa proporção.[35,122]

FORMAS DE TRATAMENTO DA OBESIDADE

Existem diferentes abordagens terapêuticas para o tratamento da obesidade, porém, nenhuma com definitiva conclusão e sucesso absoluto, pois existe a necessidade de incorporar novos hábitos e as mudanças comportamentais devem ser estendidas pelo resto da vida.[43]

Ocasionalmente, o paciente deverá se deparar com uma decisão muito difícil, envolvendo basicamente três opções:

A) a condição de permanecer com obesidade, não mudando nada;
B) de optar por tratamentos clínicos/medicamentosos e/ou comportamentais, ou de
C) realizar a cirurgia bariátrica.

Pode-se referenciar que nenhuma das três opções é fácil!

O que ainda reina como preconceito para uma boa parte da população é que quando o paciente escolhe a opção de realizar a cirurgia, este está sendo levado a uma escolha "muito fácil" e a forma "mais rápida" de chegar aos seus objetivos...

Ao longo do raciocínio traçado nessa escrita, é possível que haja reflexão sobre muitos pontos explanados no que tange ao assunto e suscita-se uma outra questão bastante evidente: o estigma carregado pela pessoa que sofre com obesidade e obesidade mórbida.

A partir do ano de 1999, o Ministério da Saúde e a Sociedade Brasileira de Cirurgia Bariátrica reconheceram a necessidade do tratamento cirúrgico das pessoas em condição de severa obesidade ou obesidade mórbida e o Sistema Único de Saúde (SUS) incorporou o procedimento com alguns critérios como sendo portadores de IMC superior a 40 kg/m^2; ou que apresentem intratabilidade clínica (dietas, medicamentos, atividade física e psicoterapia) por mais de 2 anos; ou pessoas com IMC maior que 35 kg/m^2 e portadores de doenças associadas aos devidos laudos médicos comprobatórios.[122]

Recentemente, o Conselho Federal de Medicina,[30] através da Resolução n° 2.131/15, com publicação em 29 de janeiro de 2016, acrescentou mais uma lista de doenças associadas à obesidade que justificam a indicação para o procedimento cirúrgico (Quadro 1-2).

Quadro 1-2. Alterações das Resoluções do CFM

Indicação da Cirurgia	
Como era:	**Como ficou:**
Pacientes com IMC maior que 35 kg/m² e afetados por comorbidades que ameacem a vida, como diabetes tipo 2, apneia do sono, hipertensão arterial, dislipidemia, doença coronária, osteoartrites e outras.	Pacientes com IMC maior que 35 kg/m² e afetados por comorbidades que ameacem a vida, como diabetes, apneia do sono, hipertensão arterial, dislipidemia, doenças cardiovasculares incluindo doença arterial coronariana, infarto do miorcárdio (IM), angina, insuficiência cardíaca congestiva (ICC), acidente vascular encefálico, hipertensão e fibrilação atrial, cardiomiopatia dilatada, *cor pulmonale* e síndrome de hipoventilação, asma grave não controlada, osteoartroses, hérnias discais, refluxo gastroesofágico com indicação cirúrgica, colecistopatia calculosa, pancreatites agudas de repetição, esteatose hepática, incontinência urinária de esforço na mulher, infertilidade masculina e feminina, disfunção erétil, síndrome dos ovários policísticos, veias varicosas e doença hemorroidária, hipertensão intracraniana idiopática (*pseudotumor cerebri*), estigmatização social e depressão.
Idade Mínima	
Maiores de 18 anos. Jovens entre 16 e 18 anos podem ser operados, mas exigem precauções especiais e o risco/benefício deve ser bem analisado.	Adolescentes com 16 anos completos e menores de 18 anos poderão ser operados, mas além das exigências anteriores, um pediatra deve estar presente na equipe multiprofissional e deve ser observada a consolidação das cartilagens das epífises de crescimento dos punhos.

Fonte: Conselho Federal de Medicina (2016).[30]

Com essas inserções espera-se que mais pessoas sejam beneficiadas pelo procedimento cirúrgico, porém, o término do ato cirúrgico não finda o tratamento da obesidade, mas dá início a um período de mudanças comportamentais, escolhas alimentares mais saudáveis e exercícios físicos com determinada regularidade e monitoramento por uma equipe multi, inter e, principalmente, transdisciplinar de profissionais da saúde.[34]

Dados da Sociedade Brasileira de Cirurgia Bariátrica e Metabólica (SBCBM) apontam que foram realizadas pouco mais de 64 mil cirurgias no Brasil somente no ano de 2010, aumentando este número a cada ano, como por exemplo, em 2013, com 80 mil, em 2014 passou para 88 mil, em 2015 esse número cresceu bastante, resultando em 93.500 cirurgias, e durante o ano de 2016 foram realizadas mais de 100 mil cirurgias.[117]

Dentre as técnicas cirúrgicas são reconhecidas, cientificamente, três características nos procedimentos:[78,86,117]

- *Restritivos:* diminuem a quantidade de alimento que o estômago é capaz de comportar, causando saciedade precoce, tendo como exemplos a banda gástrica ajustável e a Gastrectomia Vertical (*Sleeve Gastrectomy*).
- *Disabsortivos:* estes não interferem no volume alimentar ingerido, porém, reduzem a capacidade de absorção intestinal, como a operação de *Scopinaro* e *Duodenal Switch*.
- *Mistos:* compostos das técnicas restritivas e disabsortivas (*Bypass* Gástrico ou Derivação Gástrica em Y-de-Roux – DGYR).

A cirurgia bariátrica, também conhecida como gastroplastia ou cirurgia de redução do estômago, já apresenta, através de análises ao longo do tempo de aplicação, melhor eficiência na perda e na manutenção do peso perdido – com uma média de perda em torno de 35 a 40% do excesso de peso, em comparação ao peso inicial durante o primeiro ano após o procedimento.[61] A partir desse emagrecimento, o objetivo é fazer regredir, controlar e até curar a maioria das doenças associadas à obesidade mórbida (prioritariamente, as doenças da síndrome metabólica), melhorando a qualidade e o tempo de vida do paciente.[107]

Tomar a decisão de ser submetido à cirurgia bariátrica não é fácil e o procedimento em si não é trivial e exige equipes cirúrgicas habilidosas e acompanhamento pré, trans e pós-cirúrgico adequado, garantindo toda a evolução e cumprimento das exigências que a cirurgia impõe, como, por exemplo, a redução do tamanho das porções e seguir orientações alimentares saudáveis.[94]

As técnicas que são utilizadas com maior frequência em experiência clínica são *Bypass* Gástrico ou Derivação Gástrica em Y-de-Roux (DGYR) e Gastrectomia Vertical (*Sleeve Gastrectomy*), predominando a redução do reservatório gástrico e a restrição de seu esvaziamento e, no caso da primeira, há, inclusive, um pequeno prejuízo na digestão por meio da derivação em Y-de-Roux.[46]

Esta diminuição do reservatório gástrico e a recorrente dificuldade do esvaziamento estomacal induz a realização da função mastigatória com maior eficiência, evitando assim possíveis dificuldades de ingesta alimentar, principalmente de alimentos mais resistentes como a carne vermelha.[104,111]

Conhecer o Público com Obesidade Mórbida

Andréa Cavalcante dos Santos ▪ *Karine Moura de Farias Borges*

CAPÍTULO 2

A PESSOA COM OBESIDADE MÓRBIDA – DO RÓTULO AO PERFIL(?)

Na busca de referenciais sobre a história da obesidade, nossa cultura e os contextos significativos à esta doença encontram-se em alguns estudos em livros ou em artigos disponíveis na internet, aspectos muito pertinentes, especialmente quando se trata da ênfase na relação entre os hábitos alimentares, as emoções e as experiências vividas. Segundo Araújo (2004),[9] a vida está, desde o início, permeada por uma tênue relação entre alimentação e afetividade. Nesse capítulo há a expressão das ideias pertinentes à parceria entre a atuação fonoaudiológica e psicológica no acompanhamento dos pacientes do Núcleo do Obeso do Ceará, nos períodos pré e pós-operatórios.

Observam-se, então, as representações do corpo e sua visão multifacetada, quando ele é pintado por ilustres artistas e esta reprodução pode traduzir os costumes, as vestimentas de uma época, ou quando ele é exposto e explorado no que tange à religião, onde se traz conceitos de pecado ou de glória e ressurreição, ou quando se pode fazer uma análise da mudança do olhar de acordo com o tempo/idade vivido. Todos esses aspectos remetem às formações de ampla conceituação para a significação do corpo e este com entrelace em conceitos culturais, comportamentais, artísticos, religiosos etc.

A atuação em conformidade com a equipe e juntamente com pacientes com obesidade que se submeteram à cirurgia bariátrica é muito rica e ensina a cuidar e compreender os sentimentos vividos nesse processo que se misturam com o ato de comer, mastigar, sobretudo na mudança de todo um comportamento...

O tratamento da obesidade por meio de cirurgia bariátrica é realizado por equipe interdisciplinar composta por diversos profissionais que emprestam seu olhar teórico e científico em diferentes etapas desse processo. Do trabalho emergem questões abrangentes e específicas que impactam no desenrolar do preparo para o procedimento e nas nuances das mudanças, já no emagrecimento. Esse trabalho depende muito da dinâmica da equipe de profissionais que participa do serviço de referência e também do clima emocional praticado nos momentos de cuidado.

> *"(...) É justamente na diversidade da 'equipe-multi' que está a abrangência e a riqueza dessa assistência. Uma mesma pessoa é vista e assistida sob vários olhares e enfoques".*[114]

Dentre os profissionais da equipe está o psicólogo. Sua função envolve buscar pelo acolhimento da pessoa que procura seu cuidado de uma forma empática e perceber que ali se inicia uma relação recíproca de crescimento. Os diálogos são múltiplos, pois o psicólogo deverá mediar as dúvidas e anseios do paciente perante os demais profissionais, bem como da família que o acompanha. Sempre que necessário, deve-se estabelecer com a equipe um vínculo produtivo para o acolhimento, trabalhar na humanização do atendimento.

Ao perceber que se faz necessário trazer alguns pontos que instigam pensar ainda mais e a procurar tanto por tão específica – ou ampla – noção, no vislumbre de entender a pessoa que busca o cuidado e a evolução de sua qualidade de vida diante de exigidas mudanças de comportamento, como no tratamento cirúrgico da obesidade, foi uma das bases para subsidiar leitura e entendimento ampliados.

O início deste aprofundamento ocorreu na leitura desta passagem:

> "Nascemos como corpo, em torno do qual e com o qual construir-se-á uma história pessoal, inserida na história familiar e cultural. Desde o momento do nascimento, o corpo vai-se conformando como corporeidade, por meio da atividade e da consciência. Por meio da ação e da percepção multissensorial (visão, audição, tato, gustação, olfato, cinestesia, propriocepção), aprendemos a perceber e a sentir. (...) O humano vivo é corporeidade, é cultura encarnada (...)."[57]

E essa outra:

> "O homem tem uma importante relação emocional e social com o alimento. A relação emocional que tem início no aleitamento materno ao receber o alimento dos adultos, numa perpetuação da relação de bem-estar advinda do ato de ser alimentado, cuidado e presenteado com alimento. (...) A relação (...) com a vida social fica evidenciada no ato de participar de refeições em conjunto, de celebrar datas em torno de uma mesa, de servir alimentos para as visitas (...)."[6]

Com essas e tantas outras informações que fazem parte da história de vida e do cotidiano de uma pessoa com obesidade, diante de sua condição e seus significados e buscando entender que esta pode estar entremeada de tantos estigmas, remete a identificação da necessidade de se buscar ainda mais informações e trazê-las a discussões e questionamentos para que, no momento de tomada de decisão para a realização da cirurgia e todo processo de adaptação no período pós-operatório imediato, seja possível um ambiente acolhedor, que busque a compreensão das dificuldades que enfrentam e possa funcionar como um suporte para a concretização do que planejam com o emagrecimento – a mudança.

Essa contextualização traz a possibilidade de compreender em quais ideias se ancoram os estigmas sobre a obesidade. Assim, houve o acesso a um pouco do que vivenciam as pessoas com obesidade que são alvo de preconceito e dificuldades de socialização e aceitação. Traços comuns nos relatos de pessoas com esta doença.

A obesidade transitou, por séculos, sustentada, principalmente, pela ambivalência. O corpo com obesidade fora rechaçado e perseguido e, ao mesmo tempo, valorizado por ser dado conceito e sinônimo de beleza. Sinônimo de prosperidade, de vício, de desleixo e tantos outros. Ora configurava-se como objeto de preocupação, por maus hábitos, ora como sinônimo de força, grandeza, como presença de saúde e de doença.[24]

Nos séculos XII e XIII, as pessoas com obesidade eram sinônimo de fartura. Consequentemente, quem dispunha de maior poder aquisitivo, que tinha "posses", trazia uma mesa farta, com quantidade de alimento que não podia faltar a ninguém da família e este era visto como um ótimo partido.[129]

Neste mesmo período, observou-se a designação da imagem do urso à da pessoa com obesidade, tamanha sua imponência.[129]

Na Idade Média, raramente uma pessoa com obesidade era objeto de insulto. O universo do peso não remetia ao insulto! Insultos findavam a uma classe, cujo autor desta escrita denominava como os "bastardos", "tapados", "hereges", às "putas" ou os "indecentes".[129]

Inclusive, nessa mesma época, já há relatos de uma sensível diferença entre o "gordo" e o "muito gordo". O limite estabelecido se desfaz no momento em que a obesidade se opõe à mobilidade.[129]

"O gordo poderia ser apreciado, mas o muito gordo, condenado!"[129]

Ao se estabelecer essa linha tênue, percebe-se, para o muito gordo ou para o glutão, a associação da figura do porco e a lama à gordura.[129]

Para essa figura com excesso de gordura, no ano de 1363, no tratado de Guy de Chauliac, já havia referência às dificuldades encontradas por pessoas com obesidade severa, quando citava os problemas ao deambular ou a impossibilidade de calçar sapatos ou mesmo de respirar sem qualquer impedimento por causa do inchamento de seu ventre.[129]

Antes de 1550, o princípio ao qual era aceito e preconizado por todos seria de que cada pessoa deveria comer em conformidade com sua natureza.[6] Porém, o que se via nas passagens anteriores era a valorização da pessoa com obesidade, advogando-a a fartura e a imponência.

No século XV, a "mesa dos nobres" traduz a encenação social na demonstração que a abundância serve para a representação da ascendência e do poder. E nesse mesmo período a estética cabia em únicos objetivos como a moral e a saúde, sem fazer qualquer menção à vontade de afetar a pessoa com obesidade.[129]

Quanto aos cuidados, eram limitados ao rosto e à pele. Não se mencionava a silhueta, apesar de essa prática ser existente, porém não manifestada. Um exemplo indireto, mas que carrega a simplicidade e o imediatismo, que tinha por objetivo afinar a silhueta neste século XV, concentrava-se no uso de vestimentas muito apertadas, como arreios para conter a profusão de carnes, bem como por evitar a aparente gordura. Essa conduta tinha como alvo muito mais as mulheres do que os homens.[129]

Durante a Renascença, a crítica ao gordo muda. Há, inclusive, a mudança do horizonte cultural e a gordura corpórea é sinônimo de lerdeza geral e o desmoronamento físico é ainda mais estigmatizado e rejeitado.[129] Ao mesmo tempo evidencia-se, em telas de pintores, mulheres com medidas maiores, faces redondas e a consideração desta composição para o que é saudável, belo e fértil.[23]

Ao longo dos séculos XVII e XVIII, com o avanço da química e a fisiologia experimental, a gastronomia ocupou o lugar abandonado pela antiga dietética.[6] Antes, a importância do alimento era a de subsistência, agora, com o avanço científico, surge a importância nutricional.[6]

Neste mesmo período também se observa a negativa de emprego aos "gordos", pois ocorre o julgamento da incapacidade de servir e a desconfiança, quando não se pode entregar um importante negócio a quem não se pode confiar. Atribui-se a "vagabundagem" e estigmatiza a inatividade, o ócio e a moleza.[129]

Em pleno século XIX, um pouco de adiposidade era, ainda, sinal de *status* e riqueza, porém, não se percebe o desejo, por essa condição, almejado por muitos, apenas a indicação de que ainda era – e é – tolerada, pela associação ao prestígio social.[38]

E essa negação também é observada no período atual, quando retratada em estudo[11] onde, no Brasil, a obesidade é um empecilho para a contratação de executivos, pois 70,7% dos empregadores entrevistados durante uma pesquisa opunha-se à admissão, para seu quadro de funcionários, de pessoas portadoras de obesidade.

No Iluminismo, os volumes se individualizavam, a gordura supõe múltiplas gorduras com a diversidade de graus e surgem modestos procedimentos de medição, criam-se alertas e níveis de gordura que não existiam. Passa-se a ressaltar a impotência, a esterilidade.[129]

A partir do ano de 1930, segundo Ribeiro (2011),[100] o peso passa a ser um critério essencial de beleza, quando o corpo e a imagem do corpo ocupam lugar importante na vida do homem moderno, já a obesidade é sinônimo de doença e a pessoa que carrega consigo a obesidade é rotulada como relaxada, feia, incapaz do controle de sua voracidade, culpabilizada por essa condição e, consequentemente, marginalizada, segregada do todo de pessoas com peso dito "normal".

Na Idade Contemporânea, encontra-se Foucault (1987)[42] quando cita: "Fique nu... Mas seja magro, bonito e bronzeado!" Demonstrando que o corpo é um invólucro, matéria não inerte, moldável por disciplina e biopolítica, sofrendo por ação das relações de poder.[66]

E o que vemos nos dias atuais, para o sexo feminino, é a equação mulher = corpo que se afirma em programas de televisão e nos quais um grande número de profissionais de diversas especialidades podem falar de tudo aquilo que falta ou sobra na desobediente fisiologia feminina.[91] Além de programa dito de "entretenimento", de ocorrência semanal, que traz um quadro onde pessoas, sem distinção de sexo, são acometidas por acidentes – e estes filmados – e, caso estas se apresentem com obesidade, são expostas ao ridículo com chamamentos por chacotas e definições com comparações das mais diversas e execráveis formas.

Instalam-se, portanto, vários padrões negativos (baixa autoestima, vergonha, impotência, sentimentos de inferioridade, isolamento) que repercutem na vida da pessoa com obesidade, de forma a privarem-se com o intuito de não se exporem, evitando ataques e preconceitos.[120]

A partir dessas ideias, pode-se perceber que o corpo é idealizado como o corpo do consumo, com manipulação comercial.[100]

Todas essas afirmações que versam sobre exigências relacionadas com a imagem e mais diretamente com o corpo já anunciavam os conceitos que reforçam a criação de padrões que, na modernidade, foi denominada a ditadura da beleza que se estende até os dias atuais.

Em um movimento contrário a essa ditadura no tocante à alguma superficialidade, atualmente existe a consciência – ou ainda caminhamos para isso – de olhar para além da estética e do social que a obesidade compromete, reconhecendo-a pela sua seriedade como doença, por consequentes mortes prematuras e morbidez em milhões de pessoas, bem como pela severidade de problemas individuais e sua relação ao *status* psicossocial e à qualidade de vida.[39,65]

Segundo Almeida (2008),[1] existem três fatores de risco que estão associados ao funcionamento psicossocial:

- *Dieta:* com a capacidade da pessoa se submeter a diferentes tipos, inclusive as extremamente rigorosas, mas demonstrando uma dificuldade de se alimentar com moderação e equilíbrio, bem como da manutenção desse rigor ao longo do tempo. No entanto, de acordo como se segue cada uma dessas dietas, é que se observa de como, negativamente, esse passo afeta o funcionamento psicológico do indivíduo, podendo acarretar mudanças patológicas em sua cognição, ao afeto, ao comportamento, e no aumento do risco de comer compulsivo durante o período da dieta ou quando se julga ter acabado com esse processo.

- *Comer compulsivo:* é o ato de comer em demasia em um curto espaço de tempo, com a ausência de controle do comportamento alimentar. Considera-se um problema entre as pessoas com grande obesidade (grau III) e apresentando relação com altos índices de psicopatia (transtornos afetivos e de imagem corporal).
- *Oscilações de peso:* existem, aqui, dois extremos, as dietas restritivas e o comer compulsivo. Essas oscilações podem favorecer sentimentos diversos de insatisfação, inclusive o aumento de psicopatias.

O sofrimento ao qual pertence a pessoa que está obesa ou, no caso, com mais severa obesidade, que transparece ao outro, é apenas a ponta de um *iceberg*... seus comportamentos, já na fase preparatória para a realização da cirurgia, refletem possíveis reflexos e dificuldades de suas experiências de vida. Tais comportamentos podem ser importantes sinais de alerta para o desenrolar da adaptação.

Ao trabalhar a história pessoal da obesidade das pessoas que buscam a cirurgia, observaram-se alguns comportamentos que merecem destaque ao atribuir as causas da obesidade, como a fuga da responsabilidade. Esse fenômeno acontece quando pessoas atribuem o excesso de peso a fatores externos, em um movimento de retirar de si mesmo a responsabilidade pelo aumento de peso. Muitos adentram em uma cultura de recorrer ao outro, seja ele parente próximo, colega de trabalho ou o ambiente social, por exemplo, "Eu engordei porque minha mãe me deu muita comida"; "Eu não tive uma educação alimentar correta"; "Tenho doença grave e faço uso de medicamentos que engordam"; "Na minha casa a comida é gordurosa".

Outro comportamento observado é a baixa tolerância à frustração; muitas vezes já são pessoas que não suportam limites, se envolvem em relacionamentos abusivos de muita dependência afetiva, ou se percebem bravos, irritados, como seus próprios relatos: "Não aguento opinião do outro diferente da minha"; "Precisa ser do meu jeito". Isso desencadeia comportamentos de exagero em diversos aspectos da vida, que podem se revelar em consumo exacerbado, vida sexual muito agitada, farras, uso de bebidas alcoólicas e outras substâncias em um movimento claro de intolerância aos limites e pouca flexibilidade para adaptação a rotinas e regras.

E, diante desses sofrimentos, de constatações advindas do estudo e aprofundamento do tratamento da obesidade, Araújo (2004)[9] finaliza seu capítulo com um chamado extremamente significativo e voltado, principalmente, aos profissionais da saúde, para que, por meio de mais estudos e pesquisas aplicadas, estes profissionais devam tentar uma reconstrução das biografias alimentares das pessoas tratadas por eles, com o objetivo de tornar suas vidas muito mais saborosas, doces e equilibradas.

A PESSOA APÓS A CIRURGIA BARIÁTRICA
As mudanças são várias!
Muito mais intensamente do que apresentado, além das mudanças nos hábitos e comportamento alimentar, com a promoção da perda de peso excessiva, há, inclusive, uma direta relação da pessoa com seu corpo, como esta se vê e como ela é vista. Essas

mudanças perpassam por diferentes esferas de sua vida, percorrendo desde um âmbito mais particular, como sua vida afetiva, para o convívio com outros, envolvendo suas relações de cunho familiar, sexual, até chegar ao âmbito mais amplo do convívio social e profissional.[128]

Constata-se que, até hoje, em todo esse tempo atuando em uma equipe de cirurgia bariátrica e acompanhando os pacientes de maneira bem aproximada, não fora encontrado nenhum deles que tenha passado por todo esse procedimento isento de qualquer mudança ou reflexão. Quer seja mais ou menos intensa essa reflexão, todos passam por ela.

Considera-se uma reflexão que é bem propícia ao paciente após a cirurgia bariátrica: a cirurgia não é, necessariamente, um brinquedo de encaixe em que a pessoa pega um triângulo e, confortavelmente, encaixa na forma do triângulo, mas que a pessoa pega um octógono e este será encaixado na forma do triângulo.

Há movimentos que a pessoa terá que perceber em si, que deverá realizar, para, de uma forma ou de outra, reduzir um dos cantos do octógono para que esse formato comece a se encaixar no formato do triângulo a que se destina essa relação de encaixe.

A cirurgia traz exigências, regras, disciplina que a pessoa que se submeteu ao procedimento deverá perceber e refletir, em sua vida e em seu cotidiano, para entender melhor qual cantinho do octógono que dispensa de maior urgência de mudança e este ser escolhido, talhado e aperfeiçoado no dia a dia dessa pessoa.

Os profissionais da saúde, envolvidos em equipe e no cuidado dessa pessoa, tem papel importante quando se lê que a cirurgia funciona como instrumento que corrobora na reeducação comportamental, ensinando como usá-lo mais adequadamente na obtenção de melhores resultados, em todos os aspectos.[101]

Também se refere à cirurgia pela necessidade "de a pessoa elaborar um manual de instrução dela mesma". Deve-se observar e encarar com toda a consciência que as situações demandam conhecer quem é essa pessoa, e ela chegar ao entendimento do que a faz ficar alegre ou triste; qual a conduta a ser tomada, a partir desse ponto, já que não se consegue mais ter a válvula de escape na comida, porque, literalmente, não se tem mais estômago para isso.

Outra reflexão que é bem interessante se dá pelas relações que a pessoa tem e que foram construídas, como prédios, ao longo de sua vida e que, com a cirurgia, há uma demolição literal desses prédios de relações. Exige-se a necessidade de reconstrução, dado o significado atual para todas as situações e as suas personagens.

Caso a pessoa tente construir um prédio de relação, dando a importância do cimento à comida, muito provavelmente esse prédio não conseguirá ser reconstruído, pois há uma desigualdade de competência desse novo estômago a essa antiga relação.

Outra situação importante se dá pelo fato de muitos terem mudanças em seu paladar, principalmente porque tudo o que rege essa mudança também é pertinente à forma e ao costume de como fazia esse ato antes da cirurgia.

O campo da alimentação e da obesidade abrange o terreno da emoção. Com essa afirmação, percebe-se que tudo será diferente após o procedimento cirúrgico e existe a necessidade dessa ressignificação.

Quando se vivencia uma experiência gostosa, prazerosa, muito dessa ocorrência permanece em nossos sentidos, e após a cirurgia não é mais pertinente a busca pelo mesmo prazer ou pelas mesmas circunstâncias que aquele alimento trazia, pois a forma como se come mudou, bem como toda a reflexão pela escolha dos alimentos, e as circunstâncias também não serão as mesmas, podendo existir uma expectativa tão grande quanto a frustração causada pela desconexão entre o que se viveu e essas experiências do agora.

Não se pode e nem se deve ir à sessão com alimentação, "desligando o botão dos sentimentos e ligando o da alimentação". É preciso conduzir esse momento de forma a que esses "botões" estejam ligados e equilibrados.

Assim, absorvendo novas vivências e se encontrando em um novo modelo de si mesmo,[120] entendendo agora o que mudou e o que desperta novas significações e movimentos para um melhor aproveitamento e permanência dos resultados desejados e conquistados durante esse período pós-operatório.

Comportamento Mastigatório

FUNÇÃO MASTIGATÓRIA

As funções do sistema estomatognático são cinco: sucção, mastigação, deglutição, respiração e fala. Neste tópico, a observação será sobre a função da mastigação, com o objetivo de conhecer um pouco mais sobre a sua importância e o que essa função traz de relação com a obesidade.

A mastigação é a função mais importante dentre as outras exercidas pelo sistema estomatognático e configura-se como a fase inicial do processo digestivo, iniciado pela boca.[36,55]

A função mastigatória tem uma evolução gradativa, iniciando-se como um processo voluntário com determinação pelo córtex cerebral e quando da presença de alimento na boca induz o indivíduo a fechá-la conscientemente. É bastante complexa e dinâmica, necessitando de aferências nervosas para controlar, com sincronia, tanto a musculatura mastigatória quanto a lingual e a facial.[55]

Esta função mastigatória também é referida como o único exercício fisiológico que envolve todos os cinco sentidos (olfato, visão, tato, gustação e audição)[107] e, ao se propor uma ligação com a citação do filósofo Aristóteles (384-322 a.C.) observa-se a existência de uma relação bem aproximada quando o mesmo diz que "nada se chega ao intelecto sem que antes passe pelos sentidos".

O objetivo da função mastigatória é a degradação mecânica dos alimentos, isto é, a fragmentação, moagem e pulverização dos alimentos em partículas mínimas, misturando-as e ligando-as com a ação da saliva, o que possibilita a formação do bolo alimentar, de sua ação enzimática, bem como da lubrificação da mucosa bucal, favorecendo o deslize e a deglutição do bolo alimentar pela mucosa faríngea e esofágica.[4,36,48]

A mecânica do ciclo mastigatório é descrita em três etapas, porém, são delineadas separadamente apenas por uma necessidade didática:[36,55,62]

- *Fase de incisão:* nesta fase o alimento é cortado na posição das bordas incisais dos dentes incisivos. Esta fase dura, aproximadamente, 5 a 10% do tempo total do ciclo mastigatório.

- *Fase de trituração:* transformam-se, aqui, partes grandes do alimento em porções menores, ocorrendo, principalmente, nos dentes pré-molares e duram entre 65 a 70% do tempo do ciclo mastigatório.

- *Fase de pulverização:* é a fase da moenda, transformando as partes pequenas do alimento em partículas ainda menores, durando cerca de 25 a 30% do tempo total do ciclo mastigatório.

Nestas duas últimas fases, o alimento pode transcorrer tanto no sentido dos dentes pré-molares para os molares como pode ocorrer em sentido contrário, por isso, são duas fases intrinsecamente interligadas.[36]

Em uma mastigação realizada de forma adequada, há intensa atividade muscular, com movimentos verticais de mandíbula (abertura e fechamento da boca), porém, há também a participação dos movimentos horizontais, laterais e de protrusão e retração.[36] Também é importante ressaltar a necessidade de distribuição igualitária do alimento a ser mastigado, entre os dentes direitos e esquerdos, alternadamente, ocorrendo uma distribuição de força mastigatória uniforme nos tecidos de suporte dos dentes, estabilizando a oclusão e tornando a atividade muscular mastigatória bilateralmente sincrônica.[29,55]

Todas essas fases dependem da saúde bucal, importando sempre a quantidade e a qualidade tanto dos elementos dentários como da produção salivar diante da função mastigatória que é exigida com bastante eficiência.

Na literatura[36] são descritos fatores de insuficiência mastigatória, como:

- Diminuição da área de oclusão: que pode ser causada tanto por ausências dentárias como por relações oclusais anormais e/ou reabilitação protética.
- Diminuição da frequência de golpes mastigatórios: causada por hábitos mastigatórios realizados de forma reflexa e involuntária.
- Aumento do limiar de deglutição: pessoas com mastigação deficiente podem deglutir, prematuramente, o alimento ainda em partículas maiores.
- Diminuição da força mastigatória: causada por dor limitante que se exacerba ao mastigar, por periodontopatia (especialmente com atrofia alveolar avançada) bem como por uso de prótese removível mal-adaptada.
- Movimentos anormais: podem ter origem nos distúrbios de articulação temporomandibular ou em transtornos de contratilidade muscular.
- Vedamento labial: a ausência de vedamento labial ou a sua ineficiência alteram o mecanismo pressórico da deglutição, maximizando a ineficiência da propulsão oral.[55]
- Mastigação com ruídos: possivelmente causada por hipofunção da musculatura mastigatória ou por exagerada atividade de língua ou por amassamento do alimento contra o palato e ausência de vedamento labial.[29]
- Movimentação mastigatória com predominância unilateral, comumente encontrada diante de alterações oclusais e dentárias.[4]
- Alterações em motricidade, sensibilidade, forma ou tônus de estruturas como língua, lábios, bochechas, bem como a presença de xerostomia, doenças neuromusculares ou alterações decorridas da idade, como a diminuição da sensação gustativa por perda de papilas, atrofia muscular e aumento do tecido conjuntivo, ocasionando mudanças significativas na mobilidade, força e movimento de língua.[55]

De uma forma mais complexa, Junqueira (2017)[56] cita a Disfunção do Processamento Sensorial (descrita por Ayres, 1972)[12] corroborando para alterações na mastigação. Este descreve a incapacidade de alguns indivíduos em processar, de forma efetiva e integrada, as informações sensoriais do ambiente.

E além desses fatores, para a condição do paciente com obesidade mórbida pode-se acrescentar, envolvendo uma parte dessa população:

- Mastigação com ritmo extremamente rápido e número ineficiente de ciclos mastigatórios.
- Alimentos de consistência mais amolecida, cremosa e/ou friável.

- Utilização de líquidos acompanhando as refeições principais (almoço e jantar).
- Musculatura condicionada à rapidez e à resistência diminuída dos alimentos.
- Hábitos parafuncionais como apertar e/ou ranger dentes (diurnos e/ou noturnos); mascar chicletes; morder lábios, bochecha e língua; pressionar a língua contra os dentes; morder unhas/cutícula; roer objetos como lápis/caneta ou outros; sucção digital; hábitos inadequados de postura como colocar a mão embaixo do queixo, entre outros.[81]
- Força de mastigação deslocada (em 28,2% da população de um estudo, a força de mordida apresentou maior intensidade em incisivos que a média de molares).[108]

Acrescido aos fatores de insuficiência mastigatória, também se observam fatores que causam desconforto na alimentação após a cirurgia bariátrica,[107] como:

- Ingerir quantidade de alimento maior do que o novo estômago pode suportar.
- Realizar alimentação em horários irregulares, o que acaba estimulando a fome mais intensa e esta influencia na qualidade da função mastigatória.
- Tentativa de "fuga" de escolhas de alimentos mais resistentes, que requerem maior empenho muscular mastigatório.

Por todos esses fatores que podem interferir em uma boa dinâmica da função mastigatória é que já se observa a indicação do fonoaudiólogo em equipe de cirurgia bariátrica,[26,50,104,106,111,116,120] mas também serão discutidos outros fatores no decorrer da leitura.

LÍNGUA

A abordagem sobre essa musculatura se faz necessária em razão de sua intensa movimentação e multifunções durante a mastigação e deglutição.

Segundo Tambeli & Dias (2014)[121] a língua é considerada o órgão da gustação, apresentando a maior parte dos receptores gustativos presentes na cavidade oral. Esses receptores, também chamados de botões gustativos, são responsáveis pela transformação dos estímulos químicos em sinais elétricos que serão transmitidos ao cérebro por meio de fibras nervosas aferentes. As principais submodalidades da gustação percebidas pelo cérebro estão listadas no Quadro 3-1.

A língua também tem uma função extremamente importante na mastigação, não somente para o paladar, como também na distribuição do alimento dentro da cavidade oral para uma mastigação eficiente.[82]

Discorrendo sobre a função da língua e de seu movimento em cavidade oral, Okeson (2000) explana:

> "(...) Quando o alimento é ingerido a língua geralmente inicia o processo de divisão apertando o alimento contra o palato duro. A língua então empurra o alimento sobre as superfícies oclusais dos dentes, onde ele poderá ser amassado durante o movimento da mastigação. Durante a fase de abertura da próxima mordida, a língua recoloca o alimento sobre os dentes para outras divisões. Enquanto a língua está recolocando o alimento no lado lingual, o músculo bucinador (no maxilar) está desempenhando a mesma tarefa no lado bucal. O alimento é, dessa forma, continuamente recolocado nas superfícies oclusais dos dentes até que as partículas fiquem pequenas o suficiente para serem engolidas eficientemente. A língua também auxilia na divisão

Quadro 3-1. Submodalidades Gustativas

Apetitivas	Doce	Detecção de açúcares
	Salgado	Detecção de Sódio (Na⁺)
	Umami	Detecção de L-aminoácidos
Aversivas	Azedo	Detecção de acidez de frutas e de alimentos estragados
	Amargo	Detecção de alcaloides e outras substâncias potencialmente tóxicas

Fonte: Tambeli & Dias (2014) p. 54.[121]

da comida em porções que necessitam ser mastigadas e porções prontas para serem deglutidas. Depois de comer, a língua limpa os dentes para remover algum resíduo de comida que tenha ficado aderido à cavidade oral."[82]

Analisando a teoria ora apresentada, sobre o movimento mastigatório, necessita-se de quantidade de alimento em cavidade oral que possibilite a língua manter um controle eficiente para conduzir o alimento para os dentes realizarem a trituração e moenda do alimento, como dito por Okeson (2000).[82]

Faz-se necessário, por observação da prática clínica, o acréscimo de que uma porção de língua – especificamente a porção mais posterior – enquanto há o movimento de mastigação, realiza o trabalho como uma "barreira" de proteção para não deixar que o alimento "passe/escape" facilmente para a deglutição.

Ao observar a mastigação com ritmo bastante intenso, nos pacientes com obesidade mórbida, foi se percebendo o quanto essa porção posterior de língua era influenciada à negligência, à inatividade, facilitando a deglutição quase que involuntária do paciente com alimentos ainda em tamanhos maiores do que o sistema digestório possa funcionar na absorção dos nutrientes, de maneira adequada.

A orientação é dada, nessa reorganização, na conduta de exercícios que reativem/estimulem essa porção mais posterior de língua a funcionar de forma mais apropriada e enfocando maior resistência, proporcionando melhor eficiência nessa "barreira" e possibilitando ao paciente perceber, com maior consciência, o quanto sua musculatura de língua é importante na função mastigatória.

RELAÇÃO ENTRE CONSISTÊNCIA ALIMENTAR E FUNÇÃO MASTIGATÓRIA NA OBESIDADE

O cardápio diário, preconizado como ideal para um bom desempenho metabólico e corporal, consta de seis refeições diariamente, administradas a cada três horas, variando entre frutas, legumes, verduras e nutrientes que fomentem uma dieta com valor nutricional ideal é construído a partir de vários fatores determinantes de uma escolha com maior consciência e análise para que seja cada vez mais saudável.

No que tange ao artigo 4º da Lei nº 11.346 da Presidência da República (2016),[95] do Sistema Nacional de Segurança Alimentar e Nutricional – SISAN, que aborda a conservação da biodiversidade e a utilização sustentável de recursos, a promoção da saúde, da nutrição e da alimentação da população, incluindo-se grupos populacionais específicos e populações em situação de vulnerabilidade social e a produção de conhecimento e o acesso à informação para uma escolha de alimentação saudável, bem como da construção e implantação de políticas públicas com o objetivo de educar a população para escolhas com qualidade alimentar.

Percebe-se que a situação atual e real é conflitante com o que rege a lei, pois alguns fatores responsáveis por fundamentar tal discrepância são a variação da oferta alimentar existente entre todas as esferas geográficas (municípios, estados, regiões e países); a influência cultural de cada localidade, inclusive, não se pode eliminar a pobreza, a exclusão social, a qualidade da informação e o empoderamento que faz a pessoa entender e se apropriar das escolhas saudáveis de forma mais qualitativa em sua vida.[8,68,127]

Outros fatores que devem ser integrados neste contexto, segundo publicação,[3] se dá pelo comportamento, cada vez mais frequente, de atividades estáticas como assistir televisão, contribuindo fortemente para o sedentarismo, quando contabilizado o tempo dispensado diante da mesma, bem como a influência das propagandas em redes de televisão brasileiras que, esboçando a consequente e atual situação de sedentarismo, expõem em maior quantidade, durante a semana, imagens de alimentos ricos em gorduras, açúcares e sal (60%), juntamente com consequente redução de exposição de grupo formado por pães, cereais, arroz e massas e, em muito pouco tempo, ou mais frequentemente, a inexistente exposição de imagens de alimentos considerados funcionais e que compõem a pirâmide alimentar, como as frutas e as verduras. Deve-se ressaltar, ultimamente, uma única campanha de um determinado plano de saúde, apresentando-se em horários diminutos para o combate à obesidade infantil e nada mais.

A evolução da produção industrial em nosso país e o crescimento de alternativas alimentares traz em si grandes vantagens nutricionais ao facilitar o transporte, armazenamento e preparo das refeições para as pessoas, desde crianças a adultos,[93] porém, em uma situação dicotômica, pode-se observar o prejuízo em alguns aspectos dessas escolhas. Alguns desses alimentos podem apresentar resistência mastigatória diminuída, o que favorece a ingestão de forma em quantidade e qualidade duvidosas para o que se preconiza por alimentação saudável.

Ao ser mencionado o termo obesidade, pode ser observado um corpo sem atividade física ideal para a queima calórica e, caracterizado esse sedentarismo, pode-se visualizar esse aspecto inclusive em área motora oral, a partir de escolhas baseadas em produtos industrializados e mais práticos de conservação,[8,127] atualmente, considerados obesogênicos – que apresentam alta densidade energética e pobreza em nutrientes,[88] como macarrão instantâneo, salgadinhos, bolacha recheada, embutidos, refrigerantes entre outros.

Explicando um pouco mais sobre esses aspectos encontrados em uma boa parcela dos alimentos industrializados, encontram-se a consistência mais cremosa e macia e/ou uma resistência bastante diminuída à mastigação, observando que estes "derretem" na boca. Estes alimentos mais calóricos proporcionam menor força e vigor mastigatório com trânsito oral reduzido, fomentando uma ingesta bem maior na quantidade dos mesmos,[76] e a sensação de saciedade, nesses casos, só será promovida depois de "estufamento" físico.

Em publicação na área[14] mostrou-se que o consumo de alimentos mais palatáveis acelera a ingestão, reduz o tempo de mastigação e o número de golpes mastigatórios, ou seja, ciclos ocorridos para a trituração do alimento. Fato que corrobora com a afirmação do parágrafo anterior.

Outros estudos já veiculam a necessidade de a função mastigatória ser exercida de forma mais consciente, quando ressaltam que existe e exige-se a atenção constante quanto à mastigação, referindo que, para que esta ocorra de forma excelente e que traga conforto para a alimentação do paciente em tratamento da obesidade, o alimento deve ser triturado até que se torne pastoso na boca.[18,34]

No reforço da ideia de que se faz necessária a mudança nas consistências alimentares para propiciar, de certa maneira, um aumento da força muscular, encontrou-se a relação entre consistência alimentar e a oclusão dentária e que a mudança na consistência alimentar influencia a morfologia craniofacial ao mudar a demanda funcional dos músculos mastigatórios e que os alimentos secos, duros e fibrosos são considerados importantes para o desenvolvimento do sistema estomatognático por provocarem forte estímulo durante o treino mastigatório e maturação dessas funções.[89]

Fisiopatologia do Sistema Estomatognático no Paciente com Obesidade Mórbida

CAPÍTULO 4

Sugere-se a construção do conhecimento, de forma crítica e analítica, sobre o que fora encontrado nas publicações em livros e artigos científicos, sob forma de revisão bibliográfica, e que estão relacionados com o tema proposto, com o objetivo de um consenso sobre a fisiopatologia do sistema estomatognático de um grupo de pacientes com obesidade mórbida.

Em nossos dias atuais, uma publicação relativamente antiga se faz presente, a nossa alimentação civilizada, de consistência mole e pastosa, induz uma função igualmente mole e sem força.[92] Portanto, o enfraquecimento da musculatura para a execução da função mastigatória pode influir sobre os sistemas digestório, respiratório, metabólico e endócrino, já que o sistema estomatognático, composto pelas forças de mastigação, deglutição e do equilíbrio postural é o responsável pela ingesta alimentar.[37,48,64]

Estabelecendo um perfil mastigatório de grupos de pessoas com obesidade mórbida submetidos à gastroplastia, verifica-se ausência de corte do alimento, ritmo mastigatório rápido, movimentos verticais de mandíbula, tamanho do bolo alimentar grande e com escassez de mastigação, mesmo com integridade de forma e função de língua, bochechas e mandíbula.[51]

A integridade, pelo menos em língua, difere no estudo em que, com o aumento do peso, aumenta o volume e há perda de tônus muscular de língua, promovendo alteração em seu posicionamento, permanecendo baixo, no assoalho da boca.[70]

Nessa vertente, a autoafirmação de 81% dos entrevistados de uma pesquisa, sobre o não funcionamento correto de sua mastigação, contempla o raciocínio de uma função mastigatória fora dos padrões de eficiência, com alimentos "fáceis" de engolir, bem como a falta de eficácia da musculatura para o desenvolvimento das funções estomatognáticas impossibilita a obtenção de vigor e a velocidade mastigatória satisfatórios, resultando em alterações nos sistemas corporais, principalmente no digestório.[104]

Outro dado encontrado com muita frequência na prática clínica analisada foi a presença de grande quantidade de líquido, durante as refeições, acompanhando o prato de indivíduos com obesidade,[48] confirmando-se a inexistência de número de ciclos mastigatórios ideal para uma boa trituração do alimento.[103,104]

Quanto à deglutição, autores[48] referem características de atipia mais comuns em experiência clínica, como: interposição de língua, contração de periorbicular, não contração de masseter, contração de mentual, interposição do lábio inferior, movimento de cabeça e ruído.

A proposta é que a atuação fonoaudiológica esteja diretamente relacionada, dentre outras atuações, com o processo de mastigação.[103] Em concordância, há um destaque à mastigação incorreta como um dos agentes causadores dos problemas de obesidade.[118]

Para o fonoaudiólogo, primeiramente, se faz necessária a necessidade da existência de documentação fonoaudiológica protocolar, corroborando com uma atuação profissional mais científica e satisfatória em seus processos morfológicos e funcionais.[116]

A partir de experiência clínica com pacientes em situação de obesidade mórbida, observou-se como queixa mais comum a autoafirmação do não funcionamento correto da mastigação acrescido à mastigação rápida, e que esses fatores implicam em entalos e vômitos após alimentação sólida.[104]

Em relação à resistência alimentar, estudos apontam que após o procedimento cirúrgico de gastroplastia, grande parte dos pacientes apresenta dificuldades ou o que se caracteriza como intolerância alimentar[50] em relação a alguns tipos de alimentos como a carne, seguida do arroz e o pão.[87,96]

Em publicação recente,[108] observou-se que quase 30% da população estudada, mais especificamente 28,2% (n = 11) dos pacientes apresentaram força de mordida com concentração maior em incisivos que em molares, o que sugere a necessidade de organização e aprimoramento de força em região correta para maior eficiência mastigatória no que concerne à trituração e à pulverização dos alimentos.

Outros pontos são citados como erros no processo nutricional como comer demais, rápido demais, sem mastigar o suficiente para a boa trituração e em horários irregulares, presente na maioria das pessoas com obesidade e que precisam ser corrigidos; portanto, o fonoaudiólogo necessita ser integrado em equipe para melhores resultados tanto no pré-operatório quanto no pós-cirúrgico.[107]

Encontram-se, portanto, dados que assinalam uma possibilidade de evolução diante de todas as ocorrências apresentadas, como em estudo que aponta que o aumento do número de ciclos mastigatórios antes da deglutição reduz substancialmente o tamanho/volume da refeição em pessoas com peso normal, sobrepeso e adultos com obesidade.[133] No tocante à capacitação muscular para força, eficiência e resistência ideais, essa depende da determinação e do treinamento do paciente diante dos desafios de ingerir alimentos em porções maiores, como o sushi, ou muito mais resistentes, como um corte de churrasco.[111]

Quando se aborda a necessidade de saúde bucal para complemento da função mastigatória, encontra-se o estudo[49] referindo que, também, após a cirurgia bariátrica, a habilidade de pacientes com obesidade em aumentar o tempo mastigatório e o número de ciclos mastigatórios depende tanto do *status* dental como do tipo de comida.

Em outro estudo[111] que teve como objetivo analisar a atividade elétrica dos músculos massetéres e temporais com percentual de uso, durante a mastigação, em pacientes com obesidade mórbida candidatos à cirurgia, foi constatado como resultado que houve diferenças entre os valores colhidos da atividade elétrica da musculatura estudada e que, após tratamento desse valor para um valor percentual, facilitou-se a comparação da carga de atividade elétrica utilizada entre o grupo, ocorrendo uma concentração do percentual do uso da atividade elétrica das fibras musculares de massetéres e temporais em uma faixa compreendida entre 11 a 20%.

Esse dado pode ser lido como uma faixa de referência para o grupo estudado e, a partir disso, haver comparação entre grupos de outros estados ou mesmo entre grupos de pessoas com peso estabelecido como normal, a fim de se encontrar valores que possam traduzir qual a referência de atividade elétrica que poderemos estabelecer como inicial e, a partir daí, traçar uma terapêutica ainda mais objetiva para a evolução do padrão muscular do paciente com obesidade mórbida.

Em estudo apresentado, as autoras propõem o diagnóstico de **Alteração Miofuncional Orofacial Específica para a Alimentação**, diante das alterações encontradas no público analisado, e afirma-se, com os resultados, a necessidade de melhoria da musculatura orofacial e aprimoramento da função mastigatória com o objetivo de minimizar/sanar dificuldades futuras quanto ao retorno à alimentação sólida normal após o procedimento cirúrgico de redução do estômago.[106]

Apresentam-se, então, todos os indícios que suscitam a necessidade de inserção e acompanhamento do fonoaudiólogo em equipe de cirurgia bariátrica e, principalmente, na evolução da pessoa, em sua reintrodução alimentar e aprimoramento funcional e muscular, que busca tratamento para esta doença – a obesidade – já considerada crônica.

A partir de todos esses achados, suscita-se a discussão de uma questão: "Existe disfagia no paciente bariátrico?"

A resposta deve ser averiguada de acordo com a perspectiva do profissional que a analisa, podendo ser positiva ou negativa.

Pela posição de aceitação da afirmação, analisa-se o conceito de disfagia ou dificuldade na deglutição, ao "pé da letra", segundo a *American Speech-Language-Hearing Association* (2004),[7] como sendo uma alteração da deglutição decorrente de causas neurológicas e/ou estruturais, surgindo a partir de traumas de cabeça e pescoço, doenças neuromusculares degenerativas, câncer de cabeça e pescoço, de encefalopatias e tendo como consequência a entrada de alimento em vias aéreas, déficits nutricionais, desidratação por perda de peso, pneumonia e morte.

Com base nessa conceituação, o paciente bariátrico que não tem uma efetiva mastigação e consequente deglutição com alteração, resultando em posterior vômito, é uma situação que se enquadra no processo apresentado da disfagia, porém, se fosse assim, qualquer paciente que estivesse em processo de colocação de aparelho ortodôntico também se enquadraria nessa conceituação – paciente disfágico.

No entanto, pela perspectiva negativa, os pacientes que são classificados como disfágicos têm uma característica muito importante e, consideravelmente, um diagnóstico diferencial entre quem tem alteração de motricidade orofacial e disfagia.

O paciente bariátrico, de acordo com a experiência clínica, evolui substancialmente com exercícios miofuncionais orofaciais e com a reorganização mais específica de seu processo mastigatório, o que não ocorre com o paciente disfágico, pois este apenas melhora consideravelmente com a implementação de exercícios, mas "curar" a disfagia não é a ocorrência.

Nesse raciocínio, constata-se que uma grande maioria dos pacientes bariátricos tem alteração miofuncional orofacial específica para a mastigação,[106] mas nem todo paciente bariátrico é disfágico. Portanto, o paciente com disfagia já a apresenta antes mesmo do tratamento cirúrgico da obesidade e não por causa deste.

Princípios, Metodologias e Teorias do Atendimento Fonoaudiológico em Equipe de Cirurgia Bariátrica

CAPÍTULO 5

Apresentam-se algumas críticas para a reflexão sobre "o que" e "como" se deve fazer para elaborar, realizar e, principalmente, manter um trabalho científico em uma área que ainda será palco de muito crescimento e exploração por parte de tantos profissionais que vislumbram e acreditam que é um enorme campo em ascensão.

Em certo período e atuação profissional, houve um questionamento sobre uma atuação fonoaudiológica muito mais voltada à psicologia e, a partir dessa crítica, instaurou-se nova avaliação e maior conhecimento, com um pouco mais de profundidade à proposta que já estava muito clara em conduta terapêutica e que percebia aceitação dentro dessa experiência clínica, mas que ainda não havia tido apropriação da real metodologia e seus preceitos.

Acredita-se que um profissional deve se avaliar e reavaliar, diante de críticas, sobre sua conduta e se esta é aplicável e a melhor em seu percurso profissional.

Foi quando, em conversa com uma paciente muito querida, houve a menção sobre o trabalho e a obra de Carl Rogers... E ainda ressaltou sobre a sua abordagem: Metodologia clínica centrada na pessoa!

Esse fato se deu, aproximadamente, no ano de 2012...

Houve um incômodo, uma inquietude, por não conhecer nada a respeito e por alguém ter reconhecido tal protagonismo. Permitir, instigar, sair de uma determinada zona de conforto e ler sobre tudo o que pudesse encontrar foram os próximos passos.

Essa busca não pode, nem deve cessar! Quanto maior o aprofundamento sobre o assunto, maior o entendimento da necessidade de educação continuada... Ao dar início à leitura de algumas obras de Carl R. Rogers, sua metodologia, houve inteira identificação com seus pensamentos e o entendimento de que aquele caminho seria de autoafirmação de que não se deixa a ciência fonoaudiológica – dada a formação – mas agregam-se a ela conhecimentos que somente engrandecem o ser como profissional e, principalmente, como pessoa.

Contudo, ao contrário do que se pensava quando do conhecimento dessa obra, não findou-se a procura, mas houve uma busca mais a fundo relacionando outras teorias e práticas que encantaram e trouxeram ainda mais questionamentos por deixar essas ideias muito bem alicerçadas dessas ideologias.

Buscar todo o embasamento para solidificar a atuação fonoaudiológica em uma área ainda tão pouco explorada, como a intervenção em equipe de cirurgia bariátrica, e com tantas minúcias bastante significativas, é e continua sendo um desafio pessoal e profissional.

Aliar um pensamento crítico a uma leitura ampla de questões que levam à melhor compreensão do ser humano ao qual há a atuação e a proposta do conhecimento dessa pessoa e a aproximação de seu cotidiano e sofrimento não significa uma tarefa simples.

Pensando em todo o percurso traçado desde o ano de inserção da fonoaudiologia em equipe de cirurgia bariátrica (datado de 2003) até os dias atuais, e aliado a isso, a publicação recente[52] apresentando o trabalho fonoaudiológico com base em um protocolo de mastigação em motricidade orofacial que não apresentou significância em sua aplicação nos pacientes estudados e referenciado esse fato dentro dos aspectos limitantes do tema e do período, percebe-se que existe uma mescla de princípios e metodologias que se aproximam dessa intervenção e que trazem satisfação, por perceber que esse processo, de muito maior complexidade, aprofundamento e mais estudos, finda por ser bem aceito pelo público atendido na equipe em que o trabalho é aplicado e justifica tal amplitude de busca.

Instigar, tanto o Fonoaudiólogo como outros profissionais da saúde, a saírem de sua "caixinha" de aplicação meramente cartesiana e ampliarem sua visão de mundo e de uma pessoa em seu mundo, acredita-se ser e fazer parte do processo de entendimento da incompletude do ser humano e de sua incansável busca por melhoramento e aperfeiçoamento profissional.

Então, inserem-se os princípios fundamentais de cada autor incorporado nessa atuação, demonstrando o elo entre a metodologia proposta e sua atuação junto ao paciente e, logo após, explanar-se-á a mescla destes e o entendimento da necessidade dessa busca e leitura ampliadas.

METODOLOGIA DE CARL RANSOM ROGERS
Metodologia Clínica Centrada na Pessoa

A característica desta atuação é de um atendimento mais aproximado à pessoa que busca o serviço. Não será realizada uma explanação de toda a obra e metodologia do autor, mas haverá a tentativa de abstração do(s) ponto(s) norteador(es) que justifica(m) a inserção do mesmo em prática clínica.

> "Quando o profissional (...) decide pôr em prática atitudes de empatia, consideração e autenticidade, e apenas através delas estabelecer a base do relacionamento que deverá facilitar o crescer pessoal de outro indivíduo, adota necessariamente uma posição específica, nova, quanto à conceituação do ser humano e às condições benéficas ao desenvolvimento deste. (...)Vai se constatar na prática que esta crença só será "eficaz" se autêntica, vivenciada além da dimensão apenas intelectual".[102]

Carl Ransom Rogers (1902-1987) ressignificou a forma de atendimento quando praticou a psicologia desde 1927. Foi um facilitador do desenvolvimento pessoal, sempre dedicado a compreender o fenômeno humano.[2,41]

Com abordagem terapêutica desenvolvida em torno da ideia de que existe um movimento natural dentro de cada pessoa, Rogers buscava uma forma simbólica e revolucionária de se entender o organismo humano,[123] sendo este o ponto fundamental de sua teoria.

Rogers fala, quer seja para um terapeuta, pais, professor ou líder de grupo ou para qualquer outra situação que tenha como objetivo o desenvolvimento da pessoa,[2] que há a incumbência de criar uma situação favorável interpessoal para promover o desenvolvimento do indivíduo,[19] ocorrendo quando se estabelece uma relação significativa na promoção deste encontro.[41,124] Traz, então, três condições comumente designadas como necessárias ao terapeuta em relação ao cliente objetivando a mudança construtiva de personalidade: a autenticidade ou congruência, a consideração e a compreensão empática.[2,10,41,102]

A **autenticidade** é a mais básica, designando sobre a capacidade de o facilitador mostrar-se como uma pessoa real[10] e traz, inclusive, o significado do integralmente verdadeiro, tal como uma criança expressando tudo o que está sentindo. Esta se apresenta em diferentes níveis que dependem da aceitação que se tem da experiência do outro. O terapeuta age não tentando fazer mais do que aquilo que poderia fazer.[41,79]

A proposta de Rogers traduz-se numa relação de pessoa para pessoa e esta é uma condição facilitadora que se refere como uma atitude com relação a si próprio e não com o outro.[10]

A **consideração** diz mais do que o terapeuta aceitar o cliente, mas sim, que igualmente deve existir uma aceitação de si mesmo, havendo uma abertura para imprevisibilidades que podem ocorrer em todo o processo.[41] E esta consideração ou é apresentada pelo terapeuta ou não, inexistindo maior ou menor grau.[2]

O indivíduo é livre para elaborar respostas diferentes que o conduzem a um estado ótimo de satisfação de sua necessidade (Standal, 1954 apud ALMEIDA, 2009),[2] sem negação, por parte do terapeuta, mas com reflexões suscitadas para o entendimento do caminho dessas respostas.

A **compreensão empática** é a necessidade de o terapeuta desenvolver esta situação com o seu cliente, sendo este também um aspecto fundamental.[41] E no que concerne a esta empatia, Rogers defende a necessidade de o terapeuta não deixar o paciente dependente de suas intervenções, porque a responsabilidade das decisões é do paciente e não do terapeuta e este sendo cada vez mais objetivo, voltando-se à necessidade do paciente.

Na terapia centrada no cliente, o terapeuta tem o objetivo de desconstruir a ideia da posição de sua autoridade em relação ao paciente[41] e propor o abandono da passividade apresentada por este paciente, substituindo-a por um papel ativo, de intervenção no seu próprio processo de aprendizagem/tratamento.[10]

A colaboração para o desenvolvimento do indivíduo por meio de questões emanadas pelo mesmo e para que ele consiga refletir e encontrar suas próprias soluções presentes e futuras é realizada através desse ambiente construído, em uma certa horizontalidade, pelo terapeuta, diante de suas informações explanadas, esclarecidas e de forma integrada para contribuição desta evolução.[41]

Entender o outro dentro da condição de "como se" estivesse no lugar dele e fazê-lo entender que é capaz de se autoatualizar, promovendo a capacidade do homem de acreditar em si, bem como o cliente ser visto como pessoa, com toda a sua bagagem/conhecimento próprio, dentro da relação terapeuta-cliente são também conceitos trazidos por Rogers.[41]

Esta metodologia envolve o princípio da autonomia, acreditando na pessoa como "ser pessoa" e como possuidora de conhecimentos que somente influenciarão positivamente na reflexão sobre os caminhos a serem percorridos pela mesma.

Considerar que cada pessoa tem seu ritmo de aprendizado e, a partir de suas experiências, poderão compor um leque de opções de respostas, que tanto podem ser vistas como corretas ou não, mas que, consideravelmente, cada uma destas poderá causar impacto na vida dessa pessoa, é tomar consciência da diferença existente em cada indivíduo e que cada um deles seguirão sua vida de acordo com sua capacidade de se autoatualizar.

O profissional da saúde deve se incorporar como o facilitador da informação para o empoderamento do conhecimento da pessoa em seu processo.

Deixar o campo hierárquico e verticalizado no qual este profissional é colocado se torna uma atitude muito sábia e o aproxima cada vez mais da pessoa que está em sua frente, muitas vezes, ávido por informações e capaz de escolhas que serão pertinentes à sua vida.

Entendendo que a pessoa que sofre com obesidade mórbida e que busca sua qualidade de vida em um processo como o tratamento cirúrgico da obesidade é identificar nesta, uma pessoa, muitas vezes, talhada de forças positivas, com tantas "podas" de sua capacidade como pessoa que pode escolher, diante de suas vivências, um caminho bom para chegar aos seus objetivos. Esse entendimento faz com que haja a valorização do indivíduo como pessoa que é e que se pratique o desapego quanto aos preconceitos sobre a pessoa que busca informação.

Atentar para a empatia, a consideração e a autenticidade abordadas nessa metodologia é fazer o trabalho ainda mais real e acreditar em uma atuação – não somente se referindo à fonoaudiologia, mas a toda ciência que se propõe à lida com o ser humano – agregada a conhecimentos que aproximam das pessoas atendidas e da equipe (com liberdade de escolha e valorização da atuação) é algo extremamente gratificante.

Alguns pacientes questionaram se, quando se aplica a orientação da mastigação, se o terapeuta executa da mesma forma... Mas a pergunta vem recheada de dúvida e incerteza, como se o profissional respondesse "faça o que eu digo, mas não faça o que eu faço" e há surpresa com a afirmação do terapeuta: "Se não fizesse o que consta nessas orientações, como saberia o que se passa, tão fielmente, em movimentações funcionais no outro?"

Nesta ocasião, após essa indagação, é perceptível a confiança dos pacientes e a aproximação ainda maior por observarem que, além deles, o profissional da saúde que os trata também pratica e experimenta todas as orientações, desde sua construção até a sua aplicabilidade.

Literalmente, o profissional da saúde deve se colocar no lugar de seu paciente, tentando entender o que este sentiria caso estivesse recebendo aquela informação. Essa mudança de posição aproxima da pessoa orientada, e suscita muitas dúvidas e mais questionamentos lançados ao paciente para absorver o que ele acha sobre todas as informações, incorporando e agregando sua cultura, seu conhecimento diante da experiência daquela vivência.

Faz-se impossibilitada a reprodução de uma orientação ao qual não fora exercida com êxito ou que não traga uma boa vivência, mas é de suma importância assumir essas limitações, pois algumas orientações permeiam essa situação e, assim, demonstra-se que algumas pessoas preferem fazer daquela maneira, com isso, respeita-se a sugestão/informação dada pelo paciente/pessoa e/ou que o mesmo tenha visto em alguma mídia social, televisiva ou digital.

Em um "repertório" elaborado e experimentado de orientações, ao longo da prática clínica, ter e assumir ao paciente o que é comum acontecer e realizar no dia a dia e o que é possível não fazer por não ter apreciado aquela experiência, mas é oferecido e orientado com clareza para ele sobre quem decide o que fazer – nesses casos – sendo ELE a pessoa quem decidirá o que fará ou não parte de sua vida.

METODOLOGIA DE PAULO FREIRE
Ensinar/Orientar - Apropriação e Aproximação do Saber à Vida Cotidiana

Paulo Reglus Neves Freire, ou somente Paulo Freire (1921-1997) era educador e filósofo e é considerado um dos pensadores mais notáveis na história da pedagogia mundial, elaborou uma "certa compreensão ético-crítico-política da educação".[45]

Entende-se que a obra de Paulo Freire é ampla e com profundidade de discussão pedagógica e assumidamente política. Do mesmo modo que fora apresentada a primeira metodologia, não é pretendido adentrar em todo o mérito da obra, discutindo-a a fundo, mas, de uma forma bastante concisa, extrair um ponto norteador que justifica a inserção dessa metodologia em prática clínica.

> "Não há ensino sem pesquisa e pesquisa sem ensino. (...) Professor pesquisador não é uma qualidade (...) faz parte da prática docente a indagação, a busca, a pesquisa"[45]

Sair da "zona de conforto"... Indagar! Questionar! Respeitando os saberes da pessoa a ser atendida em consultório ou, necessariamente, que busca o aprender pelo apreender... Aproveitar e aliar a experiência vivenciada pelo outro em comum acordo com a orientação a ser oferecida, e mais, instigar o questionamento, a criticidade e fazer com que essa pessoa também decida o que é melhor para ela, para a vida dela... Todo esse contexto resulta em autonomia.[45]

Ensinar exige a consolidação das palavras em atos, pelo exemplo. Paulo Freire (2015)[45] refere que pensar certo é fazer certo.

O ensinamento também exige risco, e quando se fala, inclusive, que exige a aceitação do novo e rejeição a qualquer forma de discriminação, entendo que necessitamos bastante dessa regra em nossa prática clínica, refletindo criticamente sobre a mesma.[45]

Agregar o saber pelo senso comum e acrescentar as teorias específicas de determinada área resulta em um atendimento muito amplo e agregador, concomitante, reconhecer a identidade cultural da pessoa, faz uma enorme diferença.[45]

Na premissa de que ensinar não é apenas transferir conhecimento, mas de testemunhá-lo e vivê-lo também agrega a ideia de que ele é infinito e no respeito à autonomia do ser, da pessoa que o busca, requer bom senso, humildade, tolerância e, principalmente, acreditação na convicção de que a mudança é possível.[45]

Para o profissional da saúde, orientar o outro sobre o caminho que o mesmo poderá escolher percorrer, exige segurança, competência profissional, comprometimento e generosidade, bem como exige liberdade, autoridade e tomada consciente de decisões.[45]

Ao profissional da saúde também compete saber escutar, escutar como sujeito e não como objeto, dando a conotação de se fazer comunicação e não de emitir meros comunicados, tudo isso favorece a comunicação e exige disponibilidade para o diálogo.[45]

Finalmente, ensinar exige querer bem![45]

Na prática clínica com o(a) paciente/pessoa em processo de tratamento cirúrgico da obesidade, foi necessário entender que o mesmo não vem com uma bagagem vazia de conteúdo, mas sim, essa pessoa adentra ao teor das orientações de seu processo com seu conhecimento adquirido e sua experiência pessoal juntamente com um complexo cultural enraizado e que interfere na conduta das orientações administradas, caso esse aspecto seja negligenciado.

Quando se entende que as orientações dadas por profissionais da saúde são elaboradas dentro de fala técnica, esta, dependendo do público atendido, será muito pouco aproveitada, pois não se tem toda a teoria que envolva o paciente ao que se destina aquela orientação.

Ao ser modificada essa conduta e o profissional da saúde busca um exemplo que se aproxima e se assemelha a algo vivido pela pessoa, acredita-se que o reconhecimento da experiência e a apropriação deste conhecimento se dá de forma muito mais eficiente.

Aqui, será demonstrado um exemplo que se utiliza frequentemente, quando o paciente evidencia não conhecer a importância da salivação durante a função mastigatória ou mesmo, não saber de onde ela é produzida.

Conhecendo um pouco da cidade de Fortaleza/CE, com suas praias e pontos turísticos, encontra-se um famoso parque aquático, que apresenta uma atração de forte impacto, e partir dessa atração, há a construção com eles sobre o processo de descida com total conforto e segurança neste equipamento.

A atração consta, segundo o site do próprio parque*, de um escorregador com, aproximadamente, 41 metros de altura, o que corresponde a um prédio de 14 andares e, em sua descida, a pessoa desenvolve a velocidade de até 105 km/h, sem a utilização de boia e que existem critérios e advertência para a utilização do mesmo. Por isso é chamado de atração radical!

Pergunta-se ao paciente:

- O que você acha que precisa ter nesse escorregador para uma pessoa descer com todo o conforto e segurança?

E, geralmente, eles respondem:

- Precisa de água para descer, literalmente, escorregando!

A partir dessa construção, então, suscita-se a possibilidade da descida após fechar a torneira de água desse escorregador e se questiona:

- O que você acha que aconteceria diante dessa nova situação? Com a torneira fechada e sem essa água condutora?

Geralmente eles respondem que a descida machucaria, ou que causaria um acidente capaz de levar à queimadura por atrito, ou que, talvez, não conseguiria sobreviver etc. Dependendo da resposta, há a adequação ao raciocínio associado:

- Então, imagine que você tem um escorregador desse, dentro de você, e que, para a descida do alimento ocorrer de uma forma muito confortável e segura, você precisa abrir, e muito, a torneira da água, que, em associação à função mastigatória se dá o estímulo da produção satisfatória de saliva a partir do processo mecânico dessa mastigação.

Com esse exemplo, é desvendado um pouco de onde a saliva é estimulada, além de dissociar a imagem ruim da condição salivar, que alguns pacientes apresentam por ter ouvido falar que, para uma boa mastigação acontecer, é preciso que o alimento esteja cheio dessa "lama" ou que precise mastigar até a comida perder o sabor.

Como se percebe, quando é associado um exemplo mais próximo da vida cotidiana, a construção do conhecimento e as lógicas do processo devem ser esclarecidas e o próprio paciente deve chegar a essas respostas, por sua própria dedução.

---

* Disponível na internet em: http://beachpark.com.br/mobile/atracoes/insano-2, com acesso em 02/04/2016.

METODOLOGIA DE FREDERICK SALOMON PERLS
Awareness

Com o preceito da necessidade de educação continuada, em rotina de comunicação intencional em absorver conhecimentos e trasladar entre estes, sempre houve o interesse em trocar experiências com os profissionais do grupo para o entendimento ético da relação e do limite de cada ciência quando se atua em equipe, no caso, transdisciplinar.

Em conversa com duas psicólogas da equipe, quando mencionada um pouco da prática clínica, houve a apresentação da obra de Perls e a percepção que, além das metodologias ora descritas, também deveria ser acrescida a condição awareness para uma extração concreta das orientações sobre o processo mastigatório.

Do mesmo modo, serão citados pontos norteadores que justificam esse encontro das orientações com a atuação fonoaudiológica voltada para pessoas dentro do processo do tratamento cirúrgico da obesidade. Inexiste a condição de limitação dessas conduções apenas para esses pacientes, mas, no que concerne à experiência, explanar sobre a relação com esse público traduz um pouco do que é vivenciado diariamente.

Frederick Salomon Perls, mais conhecido como Fritz Perls (1893-1970), foi um psicoterapeuta e psiquiatra e, junto com sua esposa Laura Perls, desenvolveu uma abordagem de psicoterapia chamada de Gestalt-Terapia, sendo um marco de início, em 1951, com seu livro escrito por Perls, Hefferline e Goodman.[90]

Fritz Perls retrata a importância do ato mastigatório, quando cita a diferença encontrada entre um objeto (cubo) com seis polegadas quadradas sendo atravessado por três dimensões e este sendo dividido em oito cubos, cada um com meia polegada (Fig. 5-1).

O mesmo refere que:

> "Quanto mais triturada uma substância, maior é a superfície que ela apresenta à ação química. (...) A melhor preparação para a digestão adequada é triturar o alimento numa massa quase fluida, misturando-a completamente com saliva."[90]

O método awareness[90] consiste em entender que o adulto, em sua necessidade de lidar com o alimento de consistência sólida, precisa se concentrar durante todo o processo de alimentação, não de uma forma obsessiva, na contagem de "n" número de mastigações, mesmo porque esse número não satisfaz à diversidade e texturas das resistências alimentares, incorrendo em erro entre um alimento ou outro, mas condicionar à totalidade da consciência do fato de estar se alimentando.

Solicitar a atenção para a realização da alimentação, deixando de lado tudo o que tira sua atenção, quer seja uma leitura, um celular, ou mesmo qualquer devaneio que retire a consciência do momento é a atitude a ser realizada. Segundo a orientação, lentamente aprender a se concentrar, inicialmente por 10 ou 20 segundos e evoluir nesse tempo.[90]

Descrever todos os detalhes do que sente e saboreia, desenvolvendo sua apreciação de fatos em contraste com sua avaliação crítica. Provar e entender: "eu gosto disso?"; "esse alimento não é tão ruim quanto eu pensava"; "devo mastigar um pouco mais esse alimento, pois sua estrutura requer um pouco mais de esforço".

Concentração no conhecimento tátil da estrutura do alimento que se mantém dentro da boca e análise dos pedaços não destruídos, não desistindo do alimento e retornando-o até que o mesmo esteja em trituração perfeita, evitando engolir/deglutir pedaços que permanecerão como corpos estranhos no sistema digestório, traz objetiva eficiência durante a mastigação.[90]

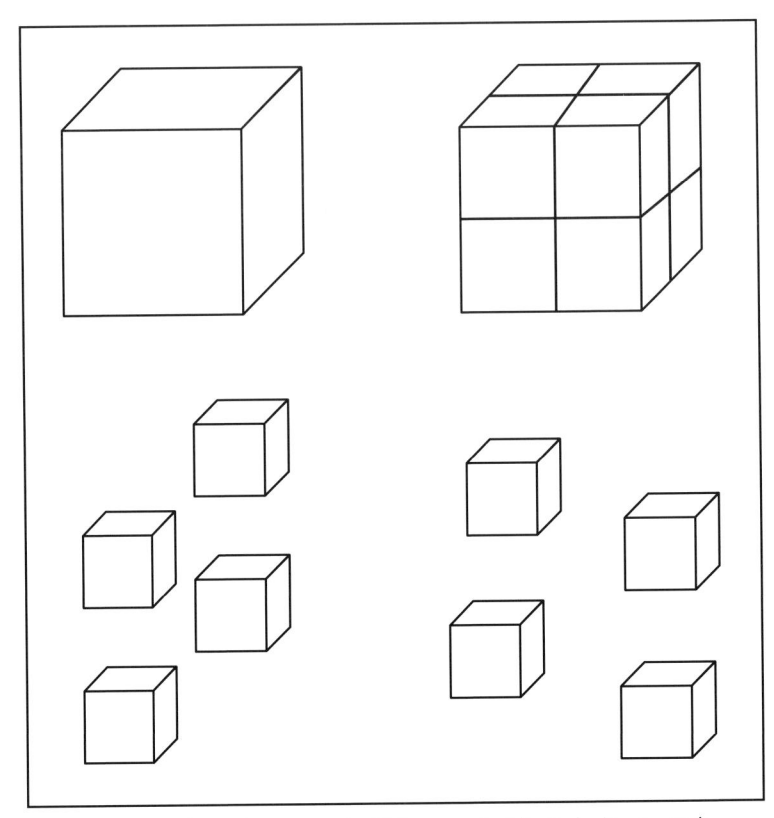

Fig. 5-1. A importância do ato mastigatório segundo Fritz Perls. (Fonte: Perls (2002) p. 165.)[90]

Em cada orientação de propriocepção dada ao paciente, vivenciadas no momento de sua alimentação, há o entendimento e a apropriação da teoria de Perls (2002),[90] suscitando a consciência de atos rotineiramente tão automáticos que se perdem e se confundem nesse automatismo.

Diante da teoria e conduta apresentadas pelo autor, o fonoaudiólogo pode ser percebido como um profissional que passeia por métodos que são incorporados pela psicologia e entender que as ciências se cruzam e se enriquecem, nessa transposição de conhecimentos orgânicos, psicológicos, metabólicos, nutricionais e tantos outros que perfazem o conhecimento holístico.

Trazendo, então, o exemplo citado anteriormente, sobre a salivação, contudo, colocando-a de forma diferente, nesta apresentação.

Ao finalizar a ideia sobre o escorregador e a relação da saliva na mastigação, também é solicitado que o paciente perceba que, caso ele pegue em sua própria saliva, que a sinta entre seus dedos, o que ele poderia retirar de sensação?

Eles respondem que a saliva tem uma "liga" e, no auxílio da construção do conhecimento, é colocado que essa liga pode ser relacionada com a viscosidade da saliva, explicando que essa propriedade é necessária para uma lubrificação natural do alimento que descerá pelo "escorregador".

Também é questionado sobre a diferença entre a sensação tátil da saliva para a mesma sensação em uma porção de água, suco ou refrigerante, se eles encontrariam a mesma viscosidade. Nesse momento, quando negam existir essa mesma viscosidade na água, suco ou refrigerante, entra-se em um consenso da desconexão desses elementos durante uma alimentação principal como o almoço e o jantar. E que somente interessa a saliva, que é um "lubrificante natural", visto sua viscosidade e produzida pelo indivíduo para completar, de forma natural, aquele processo de alimentação.

Neste e em outros momentos, há a indução para o paciente perceber, em seus sentidos, o que realmente se passa quanto àquela situação. E alguns já confidenciaram que retiraram a prova do que fora discutido, logo que se perceberam diante dos elementos em que puderam provar, a partir das informações.

Concretamente, solicita-se do paciente a sua consciência, sua experiência e sua vivência diante de estruturas e secreções estimuladas e produzidas pelo seu próprio corpo.

Outro elo encontrado e que, com muita delicadeza e profundidade, trouxe uma curiosidade em perceber, foi a relação existente entre a força de mordida e as atitudes do paciente diante de sua vida.

Descrevendo um pouco do trabalho apresentado em congresso da SBCBM (2013), intitulado "Assim na vida como na mordida – O olhar da psicologia e da fonoaudiologia sobre a mastigação"[105] com o objetivo de uma reflexão entre a atitude diante da vida e a força de mordida em pacientes no período pós-operatório de gastroplastia revela:

> "A psicomotricidade evidencia que além da expressão motora, observada na tonicidade mastigatória, a força de mordida pode denunciar a qualidade da relação da pessoa consigo mesma, com os outros e com o meio, na qual são construídos e expressos conhecimentos e valores. O contato com o alimento, observando o comportamento mastigatório, parece dar indícios do contato com a vida."[105]

Essa conclusão abre novos questionamentos passíveis de pesquisa que corroborem ou refutem ainda mais lacunas que envolvem todo o contexto apresentado pela pessoa que carrega uma doença crônica como a obesidade mórbida.

TEORIA DE MELVIN L. MOSS
Matriz Funcional de Moss

Esta referência vem somar à uma engrenagem de outros autores e reunião dos pensamentos e raciocínios clínicos diante de uma atuação inovadora como a inserção do fonoaudiólogo em equipe de cirurgia bariátrica. Não encerrando o quebra-cabeças, mas na insistência para uma leitura ampliada em busca de mais autores que corroborem ou confrontem as ideias aqui apresentadas, porque somente assim a ciência cresce e se faz ainda mais presente em um leque de intervenções.

Apresentando o Dr. Melvin L. Moss (1923-2006), dentista americano, conhecido por criar a hipótese da matriz funcional para o crescimento e desenvolvimento craniofacial. Essa teoria foi introduzida a partir do ano de 1962, porém, suas publicações datam de um período pouco mais anterior ao referido.

Moss foi um influente pesquisador e ex-reitor da Columbia University College of Dental Medicine, além de ter sido consagrado um excelente professor de anatomia para muitas gerações de estudantes de medicina e odontologia até o ano de 2006. A amplitude se seu trabalho atravessou os campos de anatomia, zoologia, antropologia e bioengenharia com aplicações clínicas em diversas áreas como neurologia, neurocirurgia, ortodontia e ortopedia dentofacial.[25]

Este pesquisador defendeu a ideia da matriz funcional, afirma que o controle do crescimento é feito por fatores locais ou ambientais, de acordo com a função exercida pela estrutura, como segue em citação:

> *"It follows that if a bone exists within such a matrix and if its structure reflects the functioning of this matrix, the growth of this bone and its changing position in space are related to the growth of the matrix. Simply put, the mandible grows as its matrix grows. (...) all would agree that these events are somehow correlated. Evidence shall be presented that the growth of the functional mandibular matrix is probably the primary event which causes the relocation of the mandible in space and that the increments of condylar length are but secondary, compensatory events."*[71]

Estruturando a citação e organizando a ideia em nossa língua, o autor refere que, se há a possibilidade de um osso existir dentro dessa matriz funcional e se sua estrutura reflete o funcionamento desta matriz, o crescimento desse osso e sua mudança de posição no espaço estão relacionados ao crescimento da matriz. Resumidamente o mesmo refere que a mandíbula cresce à medida que sua matriz cresce, havendo o consentimento de autores e suas publicações que esses eventos estão em estreita correlação e a evidência possível é de que o crescimento da matriz mandibular funcional é o evento primário que causa a relocação da mandíbula no espaço e que os incrementos de comprimento condilar são apenas eventos compensatórios secundários.

Em seu estudo, Moss (1960)[71] descreve o crescimento mandibular, segundo os autores citados por ele, de forma estática, porém, essa forma de descrição não é cientificamente sustentada. O autor,[71] então, descreve toda a estrutura manbibular que está situada, cresce e funciona dentro dessa matriz funcional que consiste em partes:

1) Todos os músculos com ligação mandibular.
2) Tríades neurovasculares (artérias, veias e nervos).
3) Glândulas salivares associadas.
4) Dentes.
5) Gordura, pele e tecidos conjuntivos.
6) Língua.
7) Cavidades oral e faríngea.

Moss (1997)[72-75] também descreve que nenhuma hipótese unitária é capaz de fornecer uma descrição coerente, abrangente e integrada de todos os processos e mecanismos envolvidos em todas as fases de crescimento ósseo, remodelação, adaptação e manutenção em todos os níveis estruturais, porém, este autor se empenha em demonstrar toda sua teoria em uma série de artigos* que explicitam esse raciocínio.

Quanto a este autor, não será realizada a relação com o trabalho fonoaudiológico, como das outras citações, porque esta teoria deve ser completada com a do próximo que será exposto.

---

* São 4 artigos com a hipótese da matriz funcional revisada e publicada no ano de 1997. Descrição e apresentação destas referências encontradas no capítulo de referências bibliográficas.

TEORIA DE JEFFREY P. OKESON
O Estudo da Oclusão e seu Relacionamento com a Função do Sistema Mastigatório

Um pouco sobre a fundamentação teórica deste autor:

Jeffrey P. Okeson, DMD é professor e diretor do Centro de Dor Orofacial, bem como também é diretor da Divisão da Função Mastigatória no Departamento de Saúde Oral da Universidade de Kentucky, Faculdade de Odontologia de Lexington, Kentucky, EUA. Conhecido como "Embaixador Mundial para a Dor Orofacial, tem dedicado sua carreira na educação de estudantes, residentes e médicos nas áreas de oclusão, disfunção temporomandibular e dor orofacial.[80,82]

Em seus livros e abordagens, Okeson demonstra profundo conhecimento da estreita relação entre a oclusão e a função mastigatória e, ao estarmos diante do paciente para atuar na proposta de reeducação da função mastigatória, faz-se necessário todo esse aprofundamento.

Okeson (2000)[82] refere existir três funções principais do sistema mastigatório: (1) mastigação; (2) deglutição e (3) fala, bem como, existindo funções secundárias que auxiliam na respiração e na expressão das emoções.

Este autor refere que o ato mastigatório se trata de uma atividade funcional geralmente executada de forma automática e praticamente involuntária e que, quando necessário, pode ser utilizado sob controle voluntário. É orquestrada de movimentos rítmicos e bem controlados de abertura e fechamento dos dentes mandibulares e maxilares.[82]

Cada um dos movimentos de abertura e fechamento da mandíbula representa uma força de mastigação e que o movimento completo de abertura e fechamento da mandíbula para a mastigação tem um padrão descrito em forma de uma gota (Fig. 5-2).

Quanto às forças de mastigação, refere:[82]

- Haver variação de indivíduo para indivíduo, e, em geral, é maior em homens do que em mulheres.
- A força máxima aplicada por um dente molar muitas vezes é maior que a aplicada por um dente incisivo.
- A força parece aumentar com a idade até a adolescência.
- As pessoas podem aumentar sua força com prática e exercícios, induzindo-a por uma dieta rica em alimentos de consistência mais endurecida.

No Brasil, em publicação, a autora cita que o processo terapêutico inicia no encontro, pela primeira vez, para entrevista e o exame, entre terapeuta e paciente. E em um segundo momento haverá a discussão dos objetivos do trabalho, demonstrando qual o caminho para o seu alcance e estes, sendo demonstrados sem surpresas ou suspense.[63]

Há a necessidade da conscientização, utilizando-se de linguagem com termos compreensíveis ao paciente e fazendo-se pertinente uma revisão das orientações, com o paciente, quantas vezes forem necessárias, até que aquilo faça sentido ao paciente.[63]

> *"(...) Só guardamos o que tem significado para nós, e não para quem fala. Nosso papel de terapeuta é sensibilizar o paciente a ouvir o que dizemos, a discutir o assunto, a concordar com o que propomos ou discordar. Nunca é demais lembrar que qualquer modificação vem de dentro para fora; dificilmente ela acontece de forma inversa."*[63]

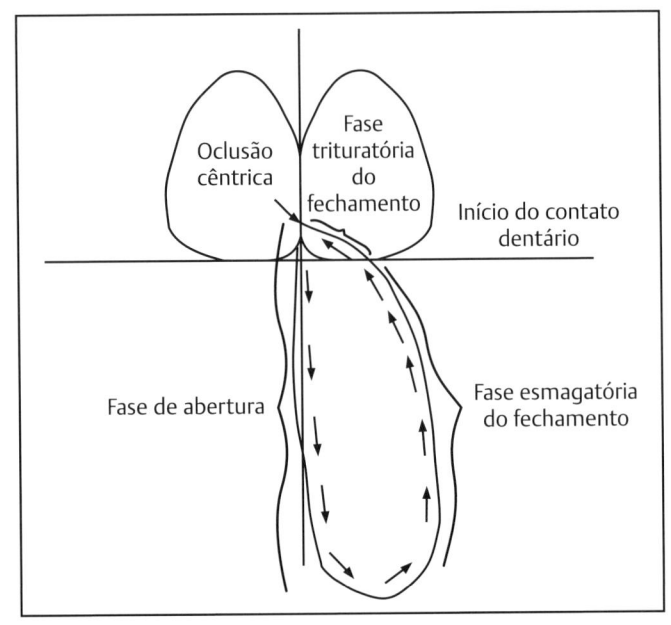

Fig. 5-2. Vista frontal do movimento rítmico de mastigação. (Fonte: Okeson (2000) p. 35.)[82]

Nesta mesma publicação, há a referência de que, dentre as técnicas utilizadas, as massagens são agradáveis, mas não se comprova a capacidade de mudar e manter a estrutura por si só e que o uso das estruturas faz com que estas funcionem de um determinado jeito e assim se mantenham. Determina, inclusive, que os exercícios e massagens tem aplicação válida desde que associados e integrados à função a que se destinam, além de precisar fazer sentido para o sujeito.[63]

Uma outra colocação também é bem pertinente, que é a de estar em contato frequente com outros profissionais que atuam com o mesmo paciente, bem como de informar aos acompanhantes sobre o percurso do trabalho realizado com esta pessoa em sessão conforme a sua evolução, pois assim compreendem-se as dificuldades e visualizam-se os progressos de maneira ainda mais eficiente.[63]

Agora, as considerações sobre as duas teorias citadas (Moss e Okeson) quando em questão a forma, o desenvolvimento e a atividade desempenhada pela função mastigatória.

Atuar com o paciente em uma situação "diferente" do comum, como é no contexto do paciente submetido à cirurgia bariátrica, reflete o dever de realizar a associação das orientações dos exercícios fonoaudiológicos associando-os à função a que se destinam e, principalmente, contemplando o objetivo primordial do paciente – sua função mastigatória realizada com êxito, segurança e eficiência.

Após realizar avaliação em Motricidade Orofacial (M.O.), é necessário esclarecer ao paciente todos os processos que a sua mastigação rápida, ao longo de tanto tempo e exercitação de forma errônea, causou à função.

Como já fora explicitado, com o procedimento cirúrgico de redução do estômago será exigida uma função mastigatória muito mais eficiente, e, no contexto da atuação fonoaudiológica em equipe de cirurgia bariátrica, o paciente não exprime uma adesão à terapia, realizada em sessões com frequência de duas vezes por semana, como da atuação em um contexto clínico geral. A tentativa de realização por essa forma, no início dos atendimentos, levou à falta de adesão sem o entendimento do porquê desta negativa a este compromisso.

Ao tomar o lugar deste paciente (do outro), houve o entendimento que, o objetivo maior da busca por um profissional da área de fonoaudiologia, era aprender a mastigar e não, necessariamente, ir a algum lugar realizar uma terapia com tempo alongado. Diante da possibilidade de uma aplicação de nova proposta, resolveu-se testar e perceber no que daria e como o paciente aceitaria essa proposta diferenciada.

Com a reunião de todas as informações as quais detinha e, em conjunto com a avaliação em M.O. do paciente, há a elaboração juntamente com ele, da necessidade da realização de exercícios para musculatura miofuncional orofacial, visando o aperfeiçoamento desta e posterior aplicação na função mastigatória, sob orientação profissional e prevalecendo a propriocepção do paciente no momento em que o mesmo elaborava o contexto do exercício associado à função mastigatória, porém, é exercida a orientação ao paciente e em acordo com ele da quantidade e da frequência dos exercícios que ele irá realizar em casa, ou no trabalho, ou no lugar onde ele possa ter ótima postura e um espelho como *feedback* para os movimentos que o mesmo se propõe a realizar, tendo o padrão exercitado em consultório, no momento do acordo e desta orientação.

Em comum acordo também é estabelecida a decisão de que esses exercícios somente serão realizados até, aproximadamente, um dia antes da alimentação, ou, dependendo do horário desta, até no mesmo dia da sessão com o alimento, mas que tenhamos um tempo hábil para "descanso" da musculatura sem o comprometimento pelo cansaço desta, durante a sessão.

Faz-se, então, a substituição do exercício muscular pelo exercício funcional da mastigação, encerrando o esforço pelo exercício e aplicando a função por ocasião de tamanha expectativa – o retorno à alimentação de mastigação.

METODOLOGIA DE ELISA B. C. ALTMANN
Aprimoramento Muscular Orofacial para Execução Eficiente das Funções do Sistema Estomatognático

Nesta referência, cita-se o trabalho de uma autora que, apesar de ser um material tratado como mais antigo, em razão da data de publicação, é considerado um clássico na intervenção fonoaudiológica, atuando com o aspecto inovador, pois a mesma, como será referenciado brevemente em sua trajetória, idealizou instrumentos que são bastante utilizados na clínica de motricidade orofacial, até os dias atuais.

Neste tópico, serão abordados os aspectos que a autora apresenta concomitante aos instrumentos idealizados, porém, não serão descritos os exercícios porque cada paciente deverá ser conduzido e orientado pelo profissional habilitado. Cada caso deve ser pensado de maneira personificada, sendo estabelecido e esclarecido o objetivo de cada exercício com o paciente, de acordo com a necessidade apresentada pelo mesmo.

Elisa Bento de Carvalho Altmann, fonoaudióloga formada pela Universidade de São Paulo e Mestre em Distúrbios da Comunicação Humana pela Universidade Federal de

São Paulo – Escola Paulista de Medicina. Idealizadora de diversos materiais fonoaudiológicos.[5]

Em seu material, Elisa Altmann (1996)[5] apresenta técnicas para a condução da terapia miofuncional com extrema atenção aos aspectos dos exercícios, bem como dos instrumentos criados e apresentados em seu vídeo/DVD. Dentre estes, citam-se respiração, postura, deglutição, mastigação, tônus e alongamento muscular.

Respiração

A respiração nasal desempenha um papel importante no crescimento da face, sendo um fator primordial no tratamento das alterações miofuncionais.

São introduzidos instrumentos como o espelho nasal milimetrado de Altmann, o minirrefletor nasal, as garrafas para exercício respiratório, o scape-scope e a língua de sogra.

Postura

Faz-se importante manter uma relação entre a postura corporal e a orofacial, pois, ao realizar uma função, uma pessoa irá desempenhá-la em acordo com sua postura, sendo esta adequada ou não. Este fato implicaria no desempenho desse exercício funcional.

Em seu material, Elisa (1996) cita que "a postura é o guia da função".

Ao apresentar os instrumentos, a autora ressalta que os exercícios dirigidos à postura deverão envolver aspectos de atenção e proprioceptivos, então citam-se instrumentos em forma de adesivos (que irão lembrar ao paciente sobre as posturas organizadas), a hóstia, o transpore, o elástico 5/16, o guia de posicionamento lingual de Altmann e o vibrador.

Deglutição

É citado como uma função com atividade praticamente contínua e, como tal, se a pessoa apresentar esta função de maneira alterada, as forças exercidas seriam suficientes para causar danos nas arcadas dentárias.

Neste aspecto, a autora referencia a importância da instalação e, principalmente, da automatização da deglutição, observando a necessidade do esquecimento ou do apagamento de engramas antigos, instalando e automatizando os engramas recém-aprendidos. Há uma ênfase nesta automatização, pois o paciente pode incorrer em recidivas.

Os exercícios apresentados para instalação da deglutição são estalo de língua, sucção prolongada de língua, "armadilha", deglutição sugada, deglutição sorriso e deglutição fechada. E para a automatização da função, são apresentados exercícios como a variação da velocidade para os tipos de deglutições executadas anteriormente, variação na consistência do alimento, o exercício da bala (bombom), a leitura silenciosa com repetição em voz alta e finaliza-se com o teste de Fitzpatrick.

Mastigação

Quanto à função mastigatória, a autora cita que deve ser trabalhada esta função mesmo que o paciente não apresente uma alteração direta, pois mesmo havendo uma mastigação equilibrada, eficiente e bilateral, a pessoa pode apresentar, por exemplo, uma postura mandibular alterada com músculos elevadores da mandíbula hipofuncionantes e precisando de estímulo.

Aqui são utilizados instrumentos como o garrote, o mordedor e com uma variedade de consistência alimentar.

Tônus
É o grau de contração permanente do músculo, envolvendo seu estado de tensão leve, mesmo em relaxamento, que mantém seu formato e o estado de alerta, no caso, para uma resposta fácil a um estímulo.[84]

Quanto ao tônus, a autora menciona a necessidade da apresentação de um tônus muscular ideal para que a função orofacial seja executada de forma eficiente, bem como, ao ser elaborado esse ponto e ser aprimorado o tônus muscular desse paciente, faz-se imprescindível a exigência, por parte do profissional para com o paciente, sobre a manutenção de postura adequada e a automatização das funções trabalhadas.

Existe, então, uma relação onde o tônus auxilia na postura e vice-versa e a função também auxiliará o tônus e vice-versa.

Os instrumentos utilizados foram o chupetão, os canudos em espiral (3, 6 e 9 voltas), o haltere labial, o auxiliar para afilamento lingual e o haltere lingual.

Alongamento
Quanto ao alongamento, a autora relata que a região dos lábios será a única a ser alongada, pois outras estruturas orofaciais não necessitam desse alongamento.

Ressalta-se que, na execução do exercício de alongamento, nunca deve haver dor, pois existe um resultado diferente ao estímulo quando o músculo apresenta dor: em lugar de haver o alongamento, a musculatura, em um estado de proteção das fibras musculares, irá se contrair de forma severa.

Os instrumentos utilizados foram o garrote, a água morna nos vestíbulos labiais e o exercício de recobrir os dentes com os próprios lábios.

Dentro deste material, a autora apresenta as limitações do trabalho quando enfatiza que a mioterapia não é capaz de resolver todos os problemas miofuncionais e que existe fator limitante pela anatomia de cada pessoa, podendo o fonoaudiólogo perceber a chegada do limite de execução e evolução muscular de cada paciente. Inclusive há a dependência do trabalho de outras áreas, tornando-se multidisciplinar.

No que se refere à esta metodologia, utilizam-se exercícios fonoaudiológicos bem como de instrumentos indicados de acordo com a necessidade apresentada pelo paciente à elaboração de exercícios que capacitem a musculatura mastigatória a uma resistência aumentada.

Durante a descrição, inclusive, observou-se a condição postural como fator integrante de muito do que foi abordado. A condição postural será também, muito bem elaborada e organizada pelos profissionais da fisioterapia, com atuação, principalmente, motora e respiratória. No período pré-operatório, a atuação previne complicações, há orientações para a execução de exercícios respiratórios, além de tranquilizar o paciente e no pós-operatório, como objetivos principais – existem outros – são a expansão e o auxílio na resolução das complicações pulmonares, bem como o fomento ao ótimo desempenho frente aos esforços físicos.[40]

No que concerne à fonoaudiologia, dentro dessa equipe de cirurgia bariátrica, a resistência é o objetivo primeiro, seguido pela força, na reorganização muscular do paciente que deseje aprimorar sua função mastigatória, pois como já referido em estudo,[111] faz-se necessária uma analogia de velocismo e maratonismo ao ser falado sobre o desempenho muscular para a mastigação.

Muitas vezes o paciente apresenta uma musculatura com caráter velocista (que age com rapidez, porém inexistindo a eficiência real de um velocista). Para a mudança, o treinamento se concentra na capacitação de uma musculatura com aspecto de maratonista (condicionando a musculatura para resistência muscular aumentada e que será exigida no ato da função mastigatória de forma melhorada e mais intensa).

Com essa condição, o paciente evolui da resistência para a força necessária na melhora do ritmo mastigatório, percebendo que seu ritmo também evolui, desde a primeira alimentação até sua observação do contínuo uso desse número de ciclos mastigatórios aumentados.

Não é seguida, no entanto, uma linha de início de orientação para capacitação muscular por uma ou outra metodologia (Moss/Okeson ou Altmann), mas a mescla das duas objetivando a melhor apresentação de resultados por aquela pessoa que está buscando o atendimento fonoaudiológico, quer seja para o trabalho preventivo de reorganização de sua mastigação como também para os pacientes candidatos ao tratamento cirúrgico da obesidade ou que já se submeteram a tal procedimento.

O que se faz necessário ao atendimento fonoaudiológico é que os profissionais, ao elaborar uma ou outra estratégia, atribuam a real significância e qual a linha de trabalho que uma ou outra metodologia apresenta, afinal, um resultado satisfatório de um tratamento eficaz é diretamente proporcional ao bom diagnóstico realizado com competência e embasamento metodológico.[4]

METODOLOGIA ADAPTADA DE INSTALAÇÃO, FIXAÇÃO E AUTOMATIZAÇÃO DA MASTIGAÇÃO NO PACIENTE COM OBESIDADE MÓRBIDA

Reaferência Proprioceptiva

Em leitura sobre a terapia fonoaudiológica de reaferências da fala[58] deve-se trazer essa percepção e um pouco do raciocínio terapêutico para adaptar à atuação fonoaudiológica, quando se fala de reorganização mastigatória na pessoa com obesidade mórbida.

Na constatação de que o sistema nervoso central (SNC) não tem ligação direta com a periferia do corpo humano e que, para que este seja sinalizado com as ações que deve organizar e reorganizar, esta ligação será executada pelo sistema nervoso periférico (SNP), sendo composto pelos 12 pares de nervos cranianos, os nervos espinhais com suas fibras eferentes e aferentes.[58]

Os sinais do córtex motor que serão emitidos pelos neurônios, para a periferia, são chamados de efectores enquanto que a via contrária – os neurônios que recebem os sinais da periferia e os levam ao córtex somato-sensitivo – são os receptores.[58]

> *"É importante, porém, não esquecermos que o córtex motor só pode dar as ordens para a execução de qualquer movimento se ele tiver um constante feedback proveniente da periferia e de outras regiões. Só assim é que qualquer movimento (...) pode ser executado corretamente(...)"*[58]

A autora também cita dois tipos de aferência:

- Aferências reais provenientes de estímulos externos.
- Reaferências que são encarregadas de transmitir ao córtex somato-sensitivo as condições encontradas na periferia. Nestas, encontrando-se em constante atividade, sempre monitorando o estado atual da periferia, possibilita controlar suas próximas atividades.

Com todos esses movimentos a que o corpo necessita para organizar e reorganizar processos, cita-se para a reaferência proprioceptiva, os tipos de possibilidades existentes para a colocação de fonemas, segundo Van Riper & Emerick (1994) *apud* Levorin (1991),[58] a estimulação auditiva, a utilização de palavras-chave, a aproximação progressiva, a colocação fonética e a modificação de outros sons. Este último é onde há uma direção de sua atuação para a reaferência proprioceptiva, baseando-se na alteração e modificação motora dos órgãos e músculos fonoarticulatórios.

A autora cita que é naturalmente impossível interromper o processo de reaferência proprioceptiva durante a fala, em indivíduos falantes normais, mas que se pode intensificar essa percepção se colocado qualquer "obstáculo" que interfira no processo normal de execução desses movimentos.[58]

Também é referenciado que a dificuldade de percepção do movimento automático aumenta de acordo com a idade dessas pessoas.[58]

Aproveitando essa ideia e relacionando-a com a função mastigatória, entende-se que cada pessoa tem uma **idade mastigatória**, que se define pelo hábito de mastigação, com as escolhas alimentares, com seu ritmo de mastigação, o que resulta em um comportamento mastigatório que qualquer pessoa desenvolve em seu crescimento e desenvolvimento enquanto ser humano ativo e social.[107,111]

O papel do fonoaudiólogo em atuação com a reorganização mastigatória é entender todo esse processo de reaferências cerebrais para trazer a consciência do ato mastigatório para que essa pessoa possa tomar decisões de onde ela precisa melhorar e como fazer isso de forma eficiente e bastante segura.

Esse processo tanto pode ser reorganizado com o paciente que está com obesidade mórbida quanto com outros que, por ventura, estejam em sobrepeso e queiram/desejam entender desse processo para dar à sua alimentação, a eficiência exigida para sua boa absorção nutricional, como também o ótimo desenvolvimento do processo natural de saciedade.

Estando em um primeiro encontro com o paciente, em seu atendimento, o fonoaudiólogo deve orientar a alimentação de forma a que o paciente entenda de todo o processo, de uma forma bem consciente. O profissional deve investigar o conhecimento do paciente sobre as estruturas envolvidas na função mastigatória, desde a sua produção de saliva até a movimentação seletiva que a língua faz em diferentes consistências alimentares. Instiga-se, enfim, a propriocepção intraoral, incessantemente, desse paciente em seu momento mastigatório.

Essa primeira alimentação sob orientação profissional será classificada como o momento de **instalação** dessa mastigação.

Do início, em que o paciente se organiza e se alimenta, até o final dessa refeição, pode ser chamada como **fixação** desse ato mastigatório, dada as repetições realizadas ao longo de toda a sessão.

Do término da refeição até seu treinamento diário, em seu dia a dia, sempre intensificando a necessidade da consciência do ato mastigatório, nesse primeiro momento (que componho aqui, aproximadamente um mês de intensa consciência), será chamado de **automatização** desse novo comportamento mastigatório, porém é de extrema importância, suscitar aqui a ideia pela abordagem de Marchesan (1993),[64] quando cita que não há, necessariamente, uma automatização, mas sim, o uso progressivo de novas formas de agir quando estas são percebidas como mais interessantes.

Também incorporando e adequando a teoria ora apresentada, quando a autora coloca o aumento da dificuldade em modificar o hábito de acordo com a idade dos pacientes, trago à mastigação ineficiente, a mesma ideia. Quanto maior for a idade do paciente que se habitua em mastigar de forma ineficiente, rápida e com volumes maiores do que sua possibilidade e habilidade de controle mastigatório, maior tempo também decorrerá para este se adequar à função eficiente, segura e com conforto nas alimentações.

Para que tudo isso ocorra com toda a segurança, todas as orientações de todos os componentes existentes durante toda a alimentação devem ser repassadas e fielmente integradas no aprendizado desse paciente, ao ponto que, caso ocorra algo diferente, o mesmo possa identificar em qual situação ele discorreu diferente da orientação profissional.

MESCLA!

Como se pode perceber, são amplos os conhecimentos e profundos em suas discussões sobre todo o contexto teórico aliado à prática apresentada aqui.

Não se objetivou a repetição nas apresentações de cada metodologia, mas encontraram-se todas em comum acordo quando se percebeu da conduta para a autonomia do paciente e no deixar-se pensar/refletir enquanto pessoa, dona de suas decisões e responsável pelas consequências e no papel de facilitador da informação a que o terapeuta deve se incorporar dentro de todos os processos vividos e aprendidos em experiência clínica.

Atuar mesclando essas teorias somente enriquece o trabalho e faz com que se veja em necessidade de uma leitura muito mais ampla do que ora se pensava dominar... Acreditar que quanto mais se aprofunda, entende e aproxima da vivência e da experiência do outro, mais se encanta por perceber que não se sabe de nada ainda...

Lidar, como profissional da saúde, em amplas atitudes e abrir a mente para outros processos, além dos que se faz no modelo cartesiano, torna o trabalho realmente holístico e ainda mais encantador.

Estabelecer o elo entre as teorias apresentadas no momento das orientações é perceber que a atuação está na condução de **pessoas** e não somente de **pacientes** em todo o processo escolhido pelas mesmas.

Entregar a informação de forma muito mais aproximada para a pessoa em tratamento, buscando autonomia e fazendo-a entender que ela é a maior responsável pelas conquistas, sempre esclarecendo os porquês de toda e qualquer orientação, estabelece uma parceria horizontalizada entre o terapeuta e essa pessoa em atendimento.

Não impor, mas ofertar as respostas para as dúvidas e questionamentos alavancados a partir de uma experiência que se vive na pele, torna a pessoa com obesidade mórbida e que escolheu se submeter ao procedimento cirúrgico de redução do estômago, muito mais consciente do caminho a ser percorrido e porque não dizer, de sua adesão ao real tratamento da obesidade mórbida, que é o seguimento pós-operatório imediato e, principalmente, o tardio.

Estende-se, contudo, essa visão não somente para o paciente com obesidade mórbida, mas para a clínica fonoaudiológica, entendendo que, para cada doença existe uma pessoa que sofre e retira todos os seus aprendizados diante destas experiências. É aceitar a condição autônoma da pessoa e seu empoderamento enquanto participante de qualquer processo de evolução na busca de seu bem-estar pleno.

E, finalmente, voltando ao paciente com obesidade mórbida, e perceber que essa pessoa, ao longo do tempo, por anos a fio, consegue se conhecer melhor e esta se encontra em acompanhamento com manutenção do peso perdido e da qualidade de vida adquirida após a cirurgia bariátrica, traz o conforto ou, no mínimo, se instiga a observação da validade do investimento nesse caminho.

Atendimento Fonoaudiológico: Anamnese, Avaliação e Recursos Terapêuticos

CAPÍTULO 6

As teorias que mesclam e esclarecem a atuação fonoaudiológica voltada para um olhar amplo dessa pessoa serão aplicadas com muito vigor, pois conhecer o paciente em seu movimento e esclarecer o papel do profissional da fonoaudiologia em uma equipe de cirurgia bariátrica se faz bastante necessário, visto que muitas pessoas apenas veem o fonoaudiólogo como um profissional da voz ou como o profissional que auxilia pessoas com gagueira.

Esclarecendo que, como a intervenção fonoaudiológica nas estruturas participantes e atuantes no processo com a comunicação são as mesmas que atuam também nas funções do sistema estomatognático, cabe a este profissional demonstrar qual a diferença entre as ciências muito próximas à nossa atuação.

Uma dúvida muito pertinente e que não é elaborada, apenas, por pacientes, é sobre a delimitação da atuação do nutricionista e do odontólogo na diferença do trabalho fonoaudiológico.

E a resposta é muito simples:

As ciências dependem umas das outras para poder agir de forma mais completa e essa atuação é orquestrada com a alternância das intervenções, dependendo do momento do acompanhamento e do processo pré ou pós-cirúrgico desse paciente.

O nutricionista tem diversas e importantes funções, como analisar erros alimentares que os pacientes praticam, reorganizar o plano alimentar para o estímulo de perda de peso – de acordo com seu biotipo, sua atividade física e/ou laboral, seu metabolismo, suas doenças associadas – até que este venha a alcançar seu peso ideal, com bom aporte nutricional e valor calórico apropriado e, após estabilizado o peso, por volta de um ano após a cirurgia, o nutricionista coordena, junto com o paciente, uma dieta de manutenção de peso.

Ao longo desse processo são realizados exames como o de bioimpedância elétrica – exame que identifica/mede o percentual de gordura corporal total, o peso da gordura, o peso da massa magra como músculos, ossos e órgãos, mensura a água no corpo e indica o peso ideal para a composição corpórea – bem como a utilização de outras medições corporais e o acompanhamento do paciente de acordo com a sua necessidade, com proposta de periodicidade a partir de sua evolução nutricional.

O odontólogo, mesmo que incorporado mais recentemente e em número ainda muito diminuto, é o profissional que irá realizar perícia odontológica radiográfica, anamnese extensa a fim de conhecer a história clínica geral do paciente (doenças, comorbidades associadas ao excesso de peso, histórico de alergias, esquema medicamentoso em uso, tratamentos cirúrgicos já realizados etc.), avaliando exames clínicos previamente solicitados pelo cirurgião bariátrico com o objetivo de esclarecer qual a importância do aprendizado de uma nova mastigação. Diante das variações anatômicas que a cirurgia promove, ajustes serão necessários para o enfrentamento e aprendizagem de um novo perfil mastigatório, com o objetivo de evitar os desconfortos alimentares (vômitos e entalos).

Diante do diagnóstico odontológico, cabem as orientações ao paciente de que medidas devem ser tomadas para reiterar o perfil de saúde bucal, que tanto podem ser executadas pelo odontólogo do paciente como, caso este não esteja em acompanhamento, pode optar pelo profissional da equipe de cirurgia bariátrica.

O fonoaudiólogo, fazendo parte dessa orquestra de atendimento transdisciplinar, precisará da prescrição nutricional individualizada e do perfil de saúde bucal ideal, estando pronto para elaborar sua conduta para a execução da mastigação de uma forma segura na evolução das dietas, além, inclusive, do que já embasamos nos processos psicológicos que retratam muitas emoções envolvidas, questões e movimentos apresentados por essa pessoa em tratamento cirúrgico da obesidade.

O equilíbrio bilateral da mastigação confere uma estabilidade articular que proporciona conforto e ausência de dor, permitindo que a atividade seja desenvolvida por mais tempo sem exaustão da musculatura e, assim, a impressão da força adequada no alimento durante toda a refeição de forma equivalente para que ele seja reduzido às dimensões adequadas para uma deglutição segura.

Estas são as principais diferenças entre essas especialidades. E por mais que uma possa fazer algo que adentre a outra, ao serem estabelecidos os objetivos de cada uma, pode-se até atuar com a mesma estrutura, mas o olhar acaba por ser bastante específico para aquela área sem deixar de conhecer a outra, nos ajudando a complementar as orientações durante o processo.

INSTRUMENTOS UTILIZADOS
Identificação, Anamnese, Avaliação e Relatório Fonoaudiológicos

Para o primeiro contato, o paciente comparece ao serviço de fonoaudiologia no momento pré-operatório, e então é preenchida a Ficha de Identificação do Cliente (Anexo 1), que, como o próprio nome já diz, refere-se à identificação do mesmo.

Algumas informações dessa ficha são claras, porém, é preciso ressaltar algumas particularidades, como no item "nome do informante". É necessário saber quem é aquela pessoa que acompanha o paciente e vale ressaltar que esse acompanhamento se faz necessário, pois esse familiar, participante de todo o processo ao qual o paciente está percorrendo, será mais um ajudante na captação de todas as informações ofertadas ao paciente.

Quanto ao outro tópico: "Já realizou tratamento fonoaudiológico anteriormente?", devemos tomar conhecimento se o paciente já detém algumas informações pertinentes ao processo ou se o mesmo nunca havia procurado qualquer serviço fonoaudiológico. Essa informação é interessante quando se percebe o aumento do conhecimento do paciente quanto à sua conduta e quais os profissionais pelos quais o mesmo já foi atendido, principalmente, se já tiver realizado alguma sessão fonoaudiológica voltada à realidade de sua evolução no processo do tratamento cirúrgico da obesidade.

Nesse mesmo encontro também é realizado o preenchimento da Ficha de Anamnese Fonoaudiológica (Anexo 2), composta de itens com perguntas claras para serem respondidas pelo paciente e, de alguma forma, também constando do auxílio do acompanhante, quando este também demonstra querer participar desse momento.

A avaliação fonoaudiológica (Anexo 3) é alicerçada em Motricidade Orofacial (M.O.), com base em protocolos ora publicados,[47,62,126] adaptada à necessidade do paciente com obesidade mórbida e contemplando a análise dos padrões de morfologia, postura, funcionalidade e sensibilidade do sistema motor orofacial. Consta-se, inclusive, da inserção de medições de abertura de boca e lateralização de mandíbula, quando se utiliza o paquímetro, para uma medição ainda mais precisa e passível de pesquisa, inclusive da caracterização do padrão muscular do paciente e suas funções estomatognáticas.

Com o aumento do conhecimento de profissionais sobre a atuação do fonoaudiólogo em equipe de cirurgia bariátrica, cresce a necessidade de um documento sobre essa atuação e o que se pode observar, atualmente, é a solicitação de relatório fonoaudiológico para que, ou o paciente esteja apto à cirurgia ou demonstre ter procurado esse profissional e que este tenha sua visão e diagnóstico diante do resultado da avaliação fonoaudiológica.

A elaboração deste relatório pode ser apresentada a partir dos seguintes conteúdos:
O primeiro parágrafo descreve o paciente, com as informações colhidas diante da identificação do mesmo juntamente com a queixa apresentada pelo paciente ou o objetivo do documento (avaliação fonoaudiológica).

Para o segundo parágrafo podem ser apresentados os dados da anamnese. Deve ser apresentado o relato do paciente, dentre outras informações, suas medidas antropométricas (peso, altura e IMC), as dificuldades referidas.

Para a composição continuada do relatório, apresentam-se os resultados da avaliação fonoaudiológica que mais se destacaram e que embasam a necessidade do acompanhamento, com a devida justificativa, por esse profissional.

Alguns serviços solicitam o esclarecimento de quais momentos o paciente será acompanhado, se em todos os momentos (pré-operatório, visita hospitalar e pós-operatório imediato e tardio) ou em momentos distintos.

Ao finalizar esse documento, o profissional deve esclarecer toda e qualquer dúvida apresentada pelo paciente, deixando-o bastante elucidado de como será seu percurso junto a essa especialidade.

Eletromiografia de Superfície (EMG'S)

Ao perceber que ainda se constitui a cultura de atuação no modelo biomédico, quando são necessários números científicos para o respaldo às respostas, é perceptível que estes são imprescindíveis, mas não insubstituíveis.

A avaliação clínica ainda impera no posto de padrão ouro durante o processo investigativo junto ao cliente/paciente/pessoa que busca o atendimento, pois instrumento algum pode realizar a junção de todos os aspectos inerentes à comunicação entre seres humanos, mas há a necessidade da mensuração de fatores e, com isto, a necessidade da utilização de instrumentos tecnológicos em nossa clínica.

Foi com esta constatação que se observou a necessidade da inserção de coleta mais objetiva, a Eletromiografia de Superfície (EMG'S), juntamente com a célula de carga de mordida, para a mensuração de atividades que o paciente apresenta quando em atendimento fonoaudiológico.

A utilização de tecnologia dura, como a coleta realizada pela EMG'S na fonoaudiologia, é tida como recente,[15,97] e a introdução dessa coleta no âmbito da cirurgia bariátrica foi inovadora.[107-109]

A inserção dessa tecnologia vem suprir uma lacuna de informações pertinentes a uma função e aplica-se um caráter mais fidedigno, não invasivo, sem riscos ao paciente e de fácil reprodutibilidade, o que fornece informações excelentes das funções musculares.[85]

A coleta de EMG'S registra/capta a atividade muscular esquelética em microvolts (μV), mensurando os potenciais elétricos emanados pelo músculo em sua contração, utilizando eletrodos de superfície adequados para a musculatura a ser analisada.[85] E quanto ao número de canais e funcionalidades do aparelho, atualmente, dispõe-se de várias marcas e modelos. Os protocolos de aplicação e coleta por meio de tecnologia dura deverão ser esclarecidos, normatizados e, dependendo do aparelho, normalizados os sinais.

Célula de Avaliação de Força de Mordida (CAFM) ou gnatodinamômetro

Outro instrumento de importante utilização é o gnatodinamômetro ou célula de avaliação de força de mordida. A tecnologia sendo empregada com a perspectiva de incremento e regularidade na devolutiva para o paciente.[110]

Os resultados são apresentados em quilograma-força (kgf) e capacitando a mensuração da força muscular de apertamento dentário.

Com a inserção tecnológica, pode-se verificar a evolução muscular com comparação entre a forma como a pessoa apresentou sua força incialmente e como ficou após as orientações e mudanças de prescrição alimentar (inserção de alimentos com resistência mastigatória aumentada).

Assim como a inserção da EMG'S, a inclusão desse instrumento no âmbito da cirurgia bariátrica também se deu de maneira inovadora.

Este aparelho também existe em diversas marcas e formas de captação diferentes.

Quanto aos protocolos, tanto do exame de EMG'S como da captação pela CAFM, ainda não é de consenso por causa da diversidade dos aparelhos, mas já existem publicações a respeito dessa metodologia e, quanto melhor solidificar o procedimento mais eficaz e científico serão os resultados.

PRÉ-OPERATÓRIO

No pré-operatório, o paciente deverá percorrer um algoritmo constando de uma primeira consulta com o cirurgião, esta sendo informativa, e logo após o mesmo é encaminhado à reunião em pré-operatório, administrada pelo próprio cirurgião e direcionada aos candidatos à cirurgia, a quem se esclarecem as diversas dúvidas sobre todo o procedimento cirúrgico, riscos e benefícios. Há a presença dos membros da equipe explanando a função de cada especialidade envolvida na cirurgia e o depoimento de pacientes voluntários, sobre a sua vivência em todo o processo e explicações, inclusive, aos familiares dos candidatos.[107]

Em uma segunda consulta, o paciente é encaminhado para as especialidades necessárias nessa atuação em pré-operatório, objetivando a seleção e o preparo pertinentes aos momentos que deverão ser vivenciados, tanto pelo paciente quanto por seu familiar, no conhecimento de todas as etapas. A fonoaudiologia precisa estar inserida, realizando a avaliação, a seleção e o preparo fonoaudiológico desse paciente.[107]

Dentre tantas mudanças exigidas ao paciente candidato à cirurgia, no que tange ao aspecto fonoaudiológico, ressalta-se a modificação e a exigência do preparo de sua musculatura mastigatória para uma função mais duradoura e eficiente, se considerarmos alguns estudos que relatam a dificuldade de o paciente manter uma função mastigatória por maior período de tempo, deve-se pensar que o mesmo demonstrará a necessidade de preparo dessa musculatura, ao qual sairá, de forma análoga, de uma conduta veloz, rápida e ineficiente, para uma conduta mais permanente e resistente, o que consta de melhor eficiência.

Como já fora explicitado,[111] essa analogia da mudança de uma musculatura "velocista" para "maratonista" requer cuidados profissionais para que o exercício da mastigação não seja fatigante e acompanhe o paciente de forma segura e ideal em cada etapa de seu retorno alimentar.

Cada orientação de exercício, conduta e supervisão de alimentação, bem como do acompanhamento de sessões demonstradas pela necessidade apresentada por cada paciente em sua avaliação decorrerão de raciocínio clínico, perfazendo a característica de um atendimento personificado e adaptado às necessidades do mesmo.[111]

TRANSOPERATÓRIO

No que concerne ao transoperatório, sabe-se que se deve, em um trabalho em equipe inter e transdisciplinar, realizar a diferença entre os objetivos de cada profissional, e que, por esse contexto, também estabelecer a inter-relação entre as ciências, constituindo o que há de comum e até onde o papel será diferenciado, a partir de determinado ponto.

O papel do fonoaudiólogo deverá ser de visita hospitalar ao paciente para orientá-lo e acompanha-lo durante a ingestão correta dos líquidos, minimizando ou eximindo-o de qualquer dificuldade.

Aliado à prescrição nutricional, faz-se necessário o acompanhamento profissional para que este paciente perceba e realize a ingestão de líquidos em diminutos volumes e de forma mais lenta que o habitual, para minimizar toda e qualquer dificuldade, favorecendo o conforto e a segurança do mesmo.

É perceptível o conforto e segurança que a diferença de segundos, entre um gole de líquido e outro, possibilita durante a ingestão dessa consistência.

Solicitar que o paciente, ao colocar o pequeno volume de líquido na boca, deixe-o espalhar pela cavidade oral para, logo após, juntá-lo novamente e organizá-lo para deglutir, trará uma forma ampliada da sensação de sabor desse líquido em mais zonas de sabores.

Entende-se que esse é um movimento rápido. Mas solicita-se ao paciente que mantenha a atenção para esse movimento da soltura e da recomposição do gole do líquido na boca, para que o mesmo entenda que o movimento está sendo feito de forma mais consciente e com melhor apreciação do sabor.

PÓS-OPERATÓRIO IMEDIATO

O período de pós-operatório imediato é classificado como aquele em que o paciente, que realizou a cirurgia recentemente e que adentrou ao serviço transdisciplinar, se mostra disposto a realizar todos os acompanhamentos diante do organograma da clínica.

Atualmente, pela experiência clínica, são duas as técnicas mais utilizadas e que se adequaram bem à indicação e evolução dos pacientes:

- Gastroplastia com Derivação em Y-de-Roux (DGYR) ou também chamada de cirurgia de Bypass (composta de técnica mista, apresentando características restritiva e desabsortiva).
- Gastrectomia Vertical ou Sleeve Gastrectomy (composta de técnica apenas restritiva).

Os critérios para a indicação e a conduta cirúrgica que irá estabelecer a melhor decisão entre uma técnica e outra deverão ser bem esclarecidos em conversa entre o paciente e seu cirurgião, além da aplicação e assinatura de um termo bioético de consentimento livre e esclarecido, conforme teor ético e legal, para uma rotina evolutiva, confortável e bastante segura no tratamento cirúrgico da obesidade mórbida.[111]

No que concerne ao protocolo utilizado e já evoluído desde outras publicações,[107,111] apresentar-se-á a mais recente conduta:

Nos sete primeiros dias, após a alta hospitalar, o paciente ingere líquidos prescritos pela nutrição, em espaço de tempo contabilizado de 10 em 10 minutos e com volume de 20 mL, permanecendo apenas líquidos clarificados e sem resíduos; este paciente, tem retorno com a nutrição que, em sua evolução, a partir dos 08 aos 15 dias, evolui a dieta líquida para o tempo de 30 em 30 minutos e com volume de 60 mL, agora, aumentando um pouco a oferta de sabores e as densidades; dos 16 aos 28 dias, há outro retorno e a evolução se configura em líquidos um pouco mais engrossados em sua consistência, com tempo de hora em hora e volume acrescido para 120 mL.

15 Dias

Aos 15 dias de cirurgia necessita-se compreender as dúvidas que o paciente elaborou e ainda elabora. São tantos medos; tantas falas de pessoas que não sabem o que dizem e acabam por envolver o paciente em questões não comprovadas sobre o que pode ou não acontecer após o procedimento cirúrgico, que o próprio paciente fica envolto nessas dúvidas... Cabe à equipe, abraçar e acolher esse paciente, trazendo-o com mais proximidade por esse e outros momentos.

Acolher o paciente e retirar as dúvidas que o mesmo apresenta, norteando as informações que serão explanadas a partir da ordem a que o paciente as expõe, afirma, para o mesmo que ele é parte integrante e responsável pelo processo e evolução, e que – o mais importante – ele será ouvido e entendido em seu mundo de questionamentos.

Para os pacientes que iniciam o serviço fonoaudiológico somente no período o qual determino chamar de pós-operatório imediato, este irá à anamnese e avaliação fonoaudiológicas somente nessa data.

Sabe-se que o trabalho está incompleto, mas entende-se que é melhor que o paciente venha, pelo menos nesse período, do que não vir em momento algum!

Para o paciente que somente é encaminhado no período pós-operatório imediato, é realizada uma avaliação fonoaudiológica em Motricidade Orofacial (M.O.), cujo protocolo encontra-se publicado,[99,106] mas que apresentamos aqui uma versão com algumas alterações (Anexo 6-3).

Analisados clinicamente os resultados desta avaliação, estes indicarão a realização de exercícios miofuncionais orofaciais para ativação e/ou aprimoramento de musculatura orofacial, possibilitando um desempenho mastigatório com maior e melhor eficiência.

Os exercícios indicados variam de acordo com a necessidade apresentada pelo paciente e a partir de um raciocínio clínico acerca das estruturas e mobilidades apresentadas pelo mesmo.

28 Dias

A sessão que corresponde aos 28 dias de cirurgia, período em que o paciente reinicia a mastigação deve ser, obrigatoriamente, acompanhada por profissional habilitado para a orientação correta da função mastigatória e para toda a análise do desempenho do mesmo nesta função.

A partir desse período, a nutrição prescreve dieta classificada como pastosa, porém, essa classificação não se dá nos mesmos termos e considerações que advêm da forma usual de caracterizar as consistências.

Ao ser liberado, por exemplo, uma porção de purê de batata, em grumos e com maior consistência, juntamente com uma coxa ou uma sobrecoxa de frango cozido, o paciente e muitos de nossos pares da fonoaudiologia questionam sobre essa conduta para o paciente em cirurgia bariátrica, e confesso que essa foi também uma dúvida, ao adentrar e observar a prescrição nutricional.

A partir de conversa e trocas com a nutrição para entender essa conduta, observou-se uma razão para explicar como pode ser chamada uma coxa ou uma sobrecoxa de frango cozido de "pastoso" e a resposta pelo contexto fora bastante convincente:

Costumeiramente o alimento é classificado em sua consistência ao ser visualizado, mas na cirurgia bariátrica chama-se de pastoso todo alimento que, após bem mastigado, chega ao estômago em consistência pastosa (papa). Por isso que, nesse período inicial, somente é liberada carne branca e cozida. Por isso também que os próximos alimentos como arroz e carne bovina moída e cozida são classificados como semissólidos e, logo depois, o bife/churrasco bovino é classificado de sólido.

Uma grande maioria dos pacientes refere que esse momento se dá muito parecido com o de uma criança, aprendendo a fazer uma coisa muito importante e que será levada ao resto de sua vida: mastigar.

Então a sessão segue os seguintes passos:

Passo 1: Perguntar ao paciente como ele está naquele momento
Dependendo da resposta, trocar um pouco com o paciente sobre seus medos e suas dúvidas, o deixa mais confortável.

Passo 2: Perguntar ao paciente como ele se sente para a realização da alimentação
Essa abordagem ressalta a importância de que o fonoaudiólogo não deve ver o paciente em partes separadas, mas uma pessoa que está inserida em um processo que não é fácil e com um novo desafio: mudar uma forma automática de se alimentar para um padrão, que para uma boa parcela de pacientes, será totalmente desconhecido.

Conversar com o paciente e dar, ao mesmo tempo, a segurança de que ele conseguirá conduzir todo o processo e a certeza de que está sendo assistido por um profissional habilitado é de fundamental importância.

Neste momento, considera-se "difícil" toda a tarefa que "não depende da própria pessoa", como por exemplo, ganhar em um sorteio. Por mais que você invista nesse objetivo de ganhar, de acordo com a sorte, você pode ou não conseguir realizá-lo. Já a conduta do processo mastigatório, é mais adequadamente considerado como "trabalhoso", e "algo que te dá trabalho, com treino diário, a pessoa é a responsável pela evolução" E com isso, há a tentativa de aproximação da responsabilidade para aquele ao qual precisará entender e se apropriar do investimento em treino diário de sua própria função.

Em trabalho com musculatura esquelética, que ao estímulo com movimentos de resistência, pelo aumento do número de ciclos mastigatórios, percebe-se a resposta positiva do músculo e consequentemente conquista-se resistência e força, é solicitado ao paciente seu entendimento e investimento nesse fator para que, em outras liberações, ele tenha a capacidade de escolher o que quiser, dentro das orientações nutricionais, mas será ele quem decidirá comer e sua musculatura não o impedirá por qualquer que seja o motivo.

Passo 3: Investigar se o paciente teve algum episódio de vômito ou enjoos nos últimos dias precedentes à essa mudança de consistência

Caso o mesmo tenha uma resposta afirmativa, tenha ocorrido enjoo ou até vômito de algum dos copos da fase líquida, acalmar o paciente é imprescindível! Pois qualquer dificuldade maior já é esperada para aquela ocasião.

Afinal, são muitas emoções que permeiam o dia da mudança de consistência, incorporando o reinício da mastigação e a saída da fase dos copos com líquidos. O que, para muitos, é a pior fase vivenciada desde a cirurgia.

Esclarecer que isso ocorre em uma determinada quantidade de pacientes, que nada está acontecendo com ele, que remeta a uma gravidade e comprometimento pós-cirúrgico, traz um alívio a este paciente.

A forma como se dá a apresentação do trabalho é sempre referindo que tanto há exposição das minhas orientações enquanto que relato alguns estudos e/ou publicações da internet, de revistas científicas e por ter ouvido algumas experiências de pessoas que não receberam orientação profissional, mas que o paciente estará à vontade para entender todas as circunstâncias que serão expostas e ele decidirá qual a melhor orientação que levará para o seu dia a dia, para a sua vida. Não é o que o profissional acha melhor! É o paciente quem escolhe isso!

Passo 4: Questionar sobre o tamanho do seu prato e de seus talheres[107,111]

Fica claro que a internet, hoje, é um meio de informação e globalização de muitas experiências, mas vale ressaltar sobre o que é divulgado e se essas orientações foram acompanhadas por profissional habilitado.

Há a discordância, por experiência clínica, com a diminuição dos pratos e talheres – esta, indicada em literatura[26] – pois, na adequação das orientações realizadas para o paciente adulto, é preciso dar a credibilidade a ele, de entender, por meio de vivência prática e de orientação profissional, qual sua melhor conduta diante dessa escolha.

Outra questão que necessita ser destacada é com relação à cultura que é absorvida em nosso dia a dia.

Segue a explicação:

Se está sendo colocada uma quantidade de alimento em um prato pequeno/pires, a ideia da visualização desse prato é de, ilusoriamente, ter um prato cheio. Ao longo do tempo, faz-se uma figura-fundo, eliminando a imagem do tamanho do prato e se estabelecendo esse ilusório cheio. Em restaurantes do tipo *self-service* sempre têm pratos com tamanhos muito diferentes dos que temos em casa. Geralmente muito maiores do que os comuns. Cita-se uma passagem, de certa forma hilária e irônica, mas condizente com a realidade:

> "(...) Apesar de num restaurante self-service você pagar por peso, ninguém monta prato por peso. Monta-se por ocupação de espaço. Enquanto houver porcelana à vista, coloca-se comida no prato. Aliás, é por isso que esse tipo de restaurante tem pratos cada vez maiores, atualmente atingindo o raio de um volante de Kombi. (...)"[13]

Quando esse paciente se direcionar a um restaurante do tipo *self-service*, com esses pratos enormes, ao se servir, ele poderá ter a impressão de que colocou pouca quantidade, diante daquele novo tamanho, o que induz a colocação de um pouco mais... Até esse momento, não se tem nenhuma dificuldade, afinal, o restaurante cobrará o valor do peso do prato e o alimento que exceder, o paciente já pagou por ele!

Quando essa pessoa sentar para se alimentar, agora com o tamanho do estômago diminuído, ela perceberá que colocou muito mais volume de alimento do que realmente será capaz de comer. Este é o instante em que a cultura ou a religião ou um comportamento social entrará e interferirá nessa relação com a comida...

O comer, segundo Vasconcelos & Sepúlveda (2011),[128] não se associa apenas na esfera nutricional e fisiológica, mas também engendrando, resguardando e veiculando afetos, angústias não metabolizáveis, dores, lembranças infantis e tantas outras que se apresentam nessa pessoa e em sua complexidade.

O questionamento mais comum e doloroso que essa pessoa pode se fazer é "Se eu coloquei a comida, e paguei por ela, culturalmente/religiosamente e/ou socialmente, não se pode deixar comida no prato" ou "não posso estragar comida tendo tanta gente passando fome"! Mas também existe a "dor" de "deixar comida no prato"!

Pode-se dizer que já fora ouvido, de relato de paciente:
"Não sei se a dor maior é comer e ir além do que confortavelmente consigo ou se é a de deixar comida no prato, estragando comida" (sic).*

E alguns se perceberão forçados a comer mais do que devem, o que traz repercussões negativas ao conforto desse paciente.

No que concerne aos talheres, a indicação destes utensílios diminuídos em seu tamanho influenciará na propriocepção intraoral desta pessoa. Coloca-se, quando há essa indicação, a ideia da dimensão da garfada delimitada pelo talher – utensílio exterior à pessoa – desfavorecendo o autoconhecimento desta em suas próximas garfadas ou na administração de outros talheres que não sejam aqueles aos quais a pessoa tivera seu treinamento.

O fonoaudiólogo deve estimular a propriocepção em todo esse aprendizado para que a pessoa faça suas alimentações independentes dos tamanhos de talheres administrados.

Passo 5: Porcionar as refeições

Ao ser colocado o alimento no prato, o paciente deve ser informado de suas quantidades, com a ideia de que aquela quantidade, agora, trará sua satisfação. Essas quantidades sempre serão orientadas de acordo com o trabalho transdisciplinar e de acordo com a prescrição nutricional.

É interessante informar ao paciente que cumpra, pelo menos, o limite mínimo dessa porção de alimento, já que agora ele entrará em nova fase, com alimentação a cada três horas. Entende-se que, menos que o volume mínimo (é estabelecido como metade do prato) não trará um suporte nutricional e satisfatório para este paciente, pelas próximas três horas de intervalo, para a refeição que virá a seguir.

Geralmente, alguns pacientes visualizam a quantidade do alimento como excesso, quando comparam com o período dos copinhos, onde o volume é reduzido; outros acham muito pouco, pois segundo seu olhar e sua independência de compor o prato antes da cirurgia, visualizam muito pouco alimento, dando a impressão de que não irão se satisfazer,

---

* sic = segundo informações do cliente.

porém, nesse momento, é muito importante que o fonoaudiólogo indique as novas quantidades de forma natural, com o intuito de deixar o paciente calmo e consciente de sua nova capacidade alimentar, que momentaneamente, estará reduzida.

Ressalto que o "olho" que está fazendo essa nova medida é o mesmo olho utilizado antes da cirurgia, e que já havia se acomodado a um estômago de tamanho bem maior do que agora está apresentando.

Como o paciente ainda não passou pela experiência de comer pouco e apresentar uma satisfação com essa quantidade, somente vivenciando, é que o elo entre a experiência e a sensação, far-se-á realmente presente.

Passo 6: Administrar o alimento para a mastigação

1. Ao ser colocada a primeira porção de alimento na boca (purê de batata), é solicitado que o paciente mastigue mais um pouco do que o comum, e que este perceba os movimentos que a língua faz – de seleção dos grumos de batata, logo após a língua os separa, a partir de um movimento de esfregaço em palato duro, os quais ela move aos dentes e já se percebe movimentos mastigatórios, o que também já se percebe a produção de saliva – e que o mesmo tenha total controle para não deixar a deglutição acontecer com todo o volume administrado, mas sim, aos poucos.

    É interessante que repita a porção de purê para que tenha uma reprodução do que foi realizado anteriormente e o paciente perceba o que e como acontece.

2. Logo após, é orientado o corte da porção do frango cozido, e, ao ser colocado na boca, imediatamente, demonstrar ao paciente a grande diferença entre os movimentos mastigatórios do alimento com consistência de purê e do frango, com consistência mais endurecida. Nesse momento, a língua passa a ter uma movimentação melhorada de trânsito oral e, à medida que o alimento é triturado, ele estará fazendo várias deglutições em diminutos volumes. O que remete a observação da seleção que a língua faz entre os fios de carne que ainda necessitarão trituração para os mínimos fragmentos já triturados e movidos para a porção posterior de língua que, no aumento do volume salivar, estimula-se a deglutição daquela porção.

3. A próxima porção de frango, com um corte ainda um pouco mais reduzido, será para a informação do tamanho que será administrado para aquele paciente.

    Estimular a propriocepção do paciente para que o mesmo entenda o que está acontecendo e que este perceba todo o processo de mastigação mais eficiente é importantíssimo.

    Solicita-se que, para esta nova porção de frango cozido, o paciente perceba, ao longo de todo o tempo de mastigação deste pedaço, duas situações:

    A) Se a boca permanece com produção de saliva ao ponto de deixar sempre a impressão de "boca molhada"

    Além de todas as funções que a saliva traz, como sua potência de digestão de substâncias já na boca, do início da digestão com essa boa mastigação, para o paciente de cirurgia bariátrica, a importância maior da consciência dessa produção ideal de saliva durante a mastigação será pela ideia de "lubrificação natural" ou emulsificação do alimento que ele terá para ter conforto e segurança na hora de deglutir, com o alimento realizando esse percurso de descida, da boca ao estômago, de forma a não causar qualquer desconforto.

    O fato é que a saliva traz uma viscosidade que nenhum outro líquido, quer seja refrigerante, água ou suco, contém. E triturar o alimento em pequenos fragmentos juntamente com a fluidez da produção salivar garantirá que este bolo alimentar seja conduzido de forma bastante confortável durante a deglutição.

Sabendo disso, também é importante fazer o paciente atentar ao fato de que este não precisa de líquidos diversos para auxiliá-lo na alimentação das principais refeições (almoço e jantar). Tanto esse líquido, que ele queira administrar, irá tomar espaço nesse pequeno estômago como também este impedirá que o paciente tenha melhor nutrição, afinal, nenhum líquido (água, refrigerante ou suco) contém a proteína que existe na carne que ele deixará no prato, por se sentir satisfeito antes do tempo e do volume ideal ingerido.

Outro fator importante será também a exclusão do uso de molho que possa "facilitar" a mastigação, fato que difere de publicação na área,[26] pois o objetivo dessa exclusão é proporcionar a propriocepção intraoral do paciente, desde a primeira porção, com sua mastigação, até o final da refeição.[111]

B) Se este paciente consegue perceber o sabor do tempero do alimento até o final desta porção a ser mastigada.

Esta informação serve para que o paciente perceba que, enquanto ele tiver uma quantidade de alimento que entre na sua ótima capacidade de trituração e que este ainda contenha tempero ideal, este paciente ainda terá estímulo para continuar mastigando e triturando essa carne.

Perceba que, enquanto se mastiga a carne, composta de fibras mais resistentes, ocluem-se os dentes com a carne entre os mesmos e suga-se o seu tempero, esse acontecimento irá influenciar no estímulo de ainda se querer sugar mais tempero e continuar triturando esta fibra.

Quando é colocado um pedaço de carne muito maior do que a própria capacidade de boa trituração até o final desta porção, tem-se a indução de deglutição de pedaços em maior tamanho, além de, quando se quiser tritura-lo até o fim, com ótima mastigação, mas já sugado todo o tempero, finda-se o estímulo para mastigação e tem-se a ideia de não mastigar mais e "se livrar" dessa fibra que ainda resiste na boca. Neste momento, o paciente poderá ter uma dúvida "cuspir o alimento para não o engolir inteiro ou, levado pelo comportamento automático, engolir o alimento quase inteiro?".

Na primeira hipótese, este paciente pode permanecer com essa opção por muito tempo e se acostumar com ela, sempre que errar nesse corte desse pedaço, o que o torna agora, uma pessoa com um comportamento não aceito socialmente e trazendo um estigma "essa pessoa agora, depois da cirurgia, não engole mais carne, vive mascando e cuspindo a fibra!"

Na segunda hipótese, este paciente terá sempre episódios de entalos, pois, o novo estômago não aceita mais os alimentos sem uma ótima trituração.

4. A próxima porção deverá conter as duas consistências juntas.

Ao ser colocada a porção com as duas consistências, ressaltar, novamente, a propriocepção do paciente, fazendo com que ele perceba que nossa língua consegue realizar ótima seleção entre o que precisa mastigar e o que já pode ser deglutido, mas isso será realizado em uma forma bastante dinâmica.

São constantes a observação e a constatação de que por mais que a nossa mastigação misture tudo, a nossa língua seleciona!

E a indicação é que o mesmo continue sua alimentação, nos dias subsequentes, em uma percepção inicial da resistência dos alimentos, em separado, para depois

começar a colocá-los em uma única porção. Garantindo o conhecimento de resistências em porções separadas para depois colocá-los juntos e manter a qualidade e segurança da seleção.
5. A partir desse momento o paciente decidirá se ainda quer continuar comendo as duas consistências juntas ou se ele escolhe separar.
6. Durante essa alimentação, o fonoaudiólogo deve ficar atento quanto a mastigação do paciente, fazendo-o perceber que, enquanto ele está no processo de aprendizado, tanto ele estabelece um ritmo diferente do que ele apresentava como deve-se observar a existência de mastigação de forma bilateral.
7. Outra ressalva importante é o fonoaudiólogo observar, diante de um tempo e ciclos mastigatórios aumentados, aspectos como a ansiedade, a disciplina e a persistência do paciente para com esse novo modelo e estas informações serem repassadas e abordadas pelo psicólogo da equipe, objetivando sempre um trabalho em conjunto e holístico.[111]
8. Durante esse processo inclusive, é de extrema importância o fonoaudiólogo observar a postura do paciente, pois quanto mais curvada for sua postura maior é o indicativo de que o alimento não terá total conforto em sua movimentação até o estômago. Solicita-se, então, que o paciente se mantenha em uma posição mais ereta para essa alimentação e salienta-se a importância de seu acompanhamento com a fisioterapia, para reorganização dessa musculatura e consequente conforto em todo o pós-operatório.
9. Entre as porções, existe um tempo de intervalo. Este deverá ser o natural pela necessidade mastigatória e em que o paciente deve repousar os talheres enquanto mastiga.[107,111]

Alguns pacientes questionaram se há a utilização da etiqueta para a orientação da alimentação. Talvez! Algumas das orientações realizadas são fornecidas na etiqueta, mas muito mais por questão de segurança alimentar do que pela "beleza" da composição e do comportamento à mesa.

Por exemplo: Quando é repousado o talher no prato, entre uma porção e outra, consegue-se perceber melhor como ocorre nossa mastigação e quais as estruturas orais e intraorais envolvidas nessa função. Quando não se repousam os talheres, acontecendo sua movimentação, mexendo o prato e o alimento enquanto se mastiga a porção anterior, induz-se uma certa ansiedade pela próxima garfada, o que demonstra que, enquanto rapidamente se faz outra garfada, tem-se o ímpeto de deglutir a porção que se encontra na boca, sem a devida mastigação eficiente, pois a próxima já está à espera.

Passo 7: Quantidade de alimentação e limite para estar ainda à vontade para continuar ou parar de comer

Acompanhar a alimentação do paciente, do início ao final, auxiliando-o a compreender seu momento de concreta saciedade é de extrema relevância e evita qualquer desconforto no excesso de ingesta alimentar.[111]

A partir dessa possível sensação, é necessária a investigação de uma situação que é totalmente permeada pela subjetividade!

Para isso elaborou-se um método de investigação que indica, em parceria com o paciente, quantitativamente sua saciedade. Segue a explicação:

Chegando à metade do volume do prato, há o questionamento sobre a percepção da aproximação da sensação de estar satisfeito... Quando o paciente apresenta dificuldades em reconhecer esse momento, são lançados números de garfadas para que ele avalie se, com esse número, já consegue ficar satisfeito.

Se o paciente também apresenta dúvidas em elaborar esse número e, titubeando, coloca, por exemplo, mais quatro garfadas, também há investigação se não seriam melhor mais uma 10 garfadas... Isso faz com que haja a percepção da consciência e do entendimento dessa quantidade e, novamente, se avalia se esse número maior é muito ou pouco...

Quando desse entendimento da técnica, há o esclarecimento que nenhum daqueles números serão executados à risca... Como uma conta matemática!

Então, se o paciente diz que ainda tem espaço para umas cinco garfadas, isso não significa que ele fará uma e restarão quatro... NÃO!

Ele, sentindo que ainda teria espaço para cinco garfadas, ele vai zerar esse número e vai fazer apenas uma garfada. Ao terminar de deglutir essa garfada, ele se avaliará novamente, se ainda teria espaço para cinco garfadas, tendo, ele irá zerar novamente esse número e fará mais uma garfada. Ele continuará fazendo essa "contagem" até que perceba que somente tem espaço para uma ou, no máximo, duas garfadas.

Nesse instante, solicita-se ao paciente sua percepção de conforto, uma ou duas garfadas... Se ele disser somente uma garfada, é hora de outras informações.

Com uma garfada, é perguntado se aquela garfada, não sendo feita, se faz falta, isso para que o paciente se perceba novamente em seu conforto e plenitude alimentar. Se ele referir que sim, faz falta, ele fará somente mais essa garfada. Se ele disser que não, ele não fará mais nenhuma garfada.

Agora, é explicado sobre o conforto de deixar, por garantia, o espaço de uma garfada sem ser realizada, para que o mesmo perceba que, após um tempo de, aproximadamente, 20 ou 30 minutos, ao ser terminada a refeição, ele terá uma sensação de "satisfeito" e não "cheio", esse sendo muito mais confortável. Visto que, quando se faz a última garfada, essa sendo a respectiva do limite, após esse tempo, o paciente tem uma sensação beirando o desconforto, como se não precisasse ter mesmo efetuado a última garfada.

ALGUMAS PARTICULARIDADES QUE DEVEM SER RESSALTADAS

Estar envolto no momento da alimentação, como um profissional que deverá cercar o paciente de informações válidas, é poder observar todos os aspectos que podem representar qualquer dificuldade e que rotineiramente não se percebe, mas se executa.

Hábitos e comportamentos automáticos podem influenciar no conforto/desconforto do paciente submetido à cirurgia bariátrica, bem como daqueles que almejam essas orientações tão somente para já incorporar mudanças durante sua alimentação.

Aqui, essas atitudes e/ou comportamentos realizados serão suscitados com o intuito de consciência da forma como ocorrem para sua modificação e adequação assegurando o conforto de uma alimentação segura e prazerosa.

1. *As "vontades" que surgem após a cirurgia bariátrica e dentro do tempo de cicatrização sem a função mastigatória.*
   Dois diferentes tipos de vontades são observados nesse período inicial, quando a mastigação ainda não ocorre, com, apenas, líquidos prescritos:
   - *Vontade de comer:* é aquela vontade que aparece quando a pessoa vê um alimento de sua preferência, ou que tenha sentido o cheiro deste ou tenha vindo em sua

imaginação a lembrança dele, apesar da consciência da proibição da ingestão deste alimento para o momento. Como, em seu cardápio, já fora exposto com apreciação do sabor e já percebido em sua memória, vem concomitante com a vontade o sabor desse alimento. É uma vontade aguçada pela restrição e pelo imaginário.

- *Vontade de mastigar:* é aquela vontade que a pessoa tem do ato em si, da mastigação. Aqui há a grande diferença em relação à vontade anterior, pois essa pessoa refere a vontade de mastigar qualquer coisa e não de um alimento específico. É uma vontade aguçada pela prática do exercício mastigatório. É o corpo se apresentando pela necessidade da ação.

2. *Sobre modificar o ritmo de mastigação de cada pessoa.*

Ao ler e ouvir repetidamente que as pessoas devem, para mastigar bem, realizar a mastigação em ritmo devagar, acredita-se que essa afirmação fere o princípio maior de respeito às particularidades de cada indivíduo.

Orientar uma mastigação diferente do ritmo próprio da pessoa sem que ela tenha controle nesse novo ritmo é algo que não coopera, inicialmente, com uma mastigação eficiente. E para provar que essa não é uma boa orientação, pode-se questionar como o profissional procede enquanto diante de um paciente com características de disfluência de fala, no que concerne à taxa de elocução ("velocidade da fala") considerada alta.[67,83,119]

Qual seria a orientação para essa pessoa? Mastigar devagar ou contabilizar, matematicamente, um determinado número de mastigações? Será que essa pessoa conseguiria realizar isso de forma autônoma e seguramente contínua, diante de um tempo hábil de instalação, fixação e automatização da função mastigatória que essa pessoa precisa a partir da realização do procedimento cirúrgico da obesidade para seu retorno à alimentação?

Para todas as indagações a resposta é negativa. Baseando-se em experiência clínica, percebeu-se que não é adequado estabelecer um ritmo totalmente distante do apresentado pela pessoa assistida.

Faz-se, então, o convite ao raciocínio desta situação!

Citam-se algumas características e apresentam-se considerações analisadas a partir de estudos:

Estando diante de um paciente com a característica mais intensa de disfluência da fala, e a apresentação de sua taxa de elocução alta e considerando-se o locutor (paciente) e o interlocutor (terapeuta) pertencentes ao mesmo dialeto (aqui, considerando a língua portuguesa),[67] bem como, influenciado por momentos de ansiedade – sendo um achado comum no perfil de pacientes com obesidade mórbida – como proceder?

Para responder a esta pergunta é necessária mais uma reflexão sobre as relações existentes nessa situação:

Para que essa pessoa possa produzir um número mais expressivo de palavras em poucos minutos, isso correspondendo à taxa de elocução alta, se faz necessário que essa pessoa tenha um pensamento muito mais rápido que o encontrado rotineiramente na população em geral. E, caso seja comprovada essa relação, percebe-se que essa pessoa tem uma atividade cerebral muito mais intensa que uma boa parte da população. Com toda essa atividade ocorrendo em curtíssimo tempo, como solicitar que essa pessoa possa, de maneira confortável e segura, mastigar devagar?

A adequação das orientações para essas pessoas, de acordo com o seu próprio ritmo, tanto de pensamento quanto de função mastigatória, é realizada com base em sua propriocepção de seu ato mastigatório e de quão triturado o alimento está, em sua boca, aprimorando a sua própria percepção quanto à moenda do alimento e solicitando que a mesma triture o alimento um pouco mais. Isso quer dizer que, para pessoas com ritmo mais intenso e rápido de mastigação, deve-se solicitar que o mesmo mastigue mais, mas respeitando seu próprio ritmo de função mastigatória e elaborando orientações de trabalho muscular adequado para que essa musculatura também suporte esse trabalho mais intenso e duradouro.

Faz-se necessário, portanto, o envolvimento do trabalho muscular de resistência, para, aos poucos, aprimorar força dessa musculatura. E assim, respeita-se o ritmo individual e adequa-se à necessidade exigida pelo procedimento de redução do estômago pertinente àquela pessoa.

3. *Quando o paciente formar, sem perceber, ativa ou conscientemente, uma garfada maior do que o conforto e segurança em mastigá-la com eficiência.*
    Essa técnica/manobra para auxiliar o paciente após a cirurgia bariátrica, em seu controle mastigatório, quanto ao volume em excesso que o mesmo pode levar à cavidade oral fora retirada de estudos e orientações no tratamento fonoaudiológico de câncer de cabeça e pescoço.[125]
    No decorrer da alimentação o paciente pode ser levado a compor uma garfada de acordo com o volume colocado antes, por uma vida inteira, e, sem perceber, o mesmo compromete a eficiência mastigatória.
    Nesse momento, quando o paciente perceber, ao inserir o alimento em sua boca, que o volume administrado na garfada é maior do que sua competência em controlar para efetuar uma boa mastigação, solicita-se a posição de cabeça abaixada.
    Durante a mastigação nessa posição é importante a percepção de todas as estruturas e do funcionamento destas (língua, produção e quantidade de saliva):
    - A porção posterior da língua fecha a orofaringe e faz com que, por ajuda da gravidade, auxilia o controle do alimento com maior segurança na porção anterior da cavidade oral.
    - O aumento da percepção da produção salivar. Nesta posição, há um escape quase que total para a porção anterior da boca.
    - Realizar deglutição mantendo a posição de cabeça abaixada, dessa forma, o paciente somente deglute com consciência do ato. O movimento de deglutição, nessa posição, exige uma força um pouco maior do que a que envolve a deglutição em posição de cabeça normal.
    - Deve-se continuar nessa posição até que sejam deglutidas as porções extras ou que estejam impossibilitando seu controle mastigatório.
    - Assim que percebido estar em controle, a cabeça deverá retornar à posição habitual. Deve-se esclarecer, com ênfase, que essa posição de cabeça abaixada para a mastigação somente deverá ser colocada no caso de erro na composição da quantidade da garfada, quando em excesso e impedindo um bom controle para a eficiência mastigatória.

4. *Quando a posição de cabeça interfere negativamente durante a alimentação.*
    Aliada à informação sobre o item anterior, existe a composição da posição contrária – a cabeça elevada durante a alimentação.
    Em observação constante, descreve-se uma ocasião que pode trazer o risco de deglutição rápida, sem controle efetivo e mastigação adequada para os pacientes que

realizaram a cirurgia de redução do estômago. É o caso da posição de cabeça elevada. Segue explicação:

Enquanto nos alimentamos, se algo nos chamar a atenção e esta distração estiver em uma posição um pouco mais acima de nossa linha visual horizontal, ou mesmo localizada no teto do ambiente, deve-se manter atenção ao movimento da mastigação para não incorrer em deglutição precoce.

Não é frequente o olhar para dimensões altas enquanto mastigamos. Apresenta-se, portanto, um lugar onde muitas pessoas, atualmente, se utilizam deste ambiente para diversão e lazer e que está muito mais presente em nossa rotina: os *shoppings*! Qual o risco nesse ambiente? A indução para a distração.

Ao visitar uma praça de alimentação, encontra-se em um local cheio de distração. Se existir um grupo de pessoas (amigos, colegas de trabalho ou familiares) tem-se outro fator que induz a mastigação um pouco mais rápida, como será referido no próximo item 8. Qual é o tipo de alimentação mais frequentemente oferecida nesses ambientes? Uma alimentação do tipo *"fast-food"*, caracterizada por ser mais amolecida, com presença de molhos e relativamente "fácil" de mastigar... Caracteriza-se uma soma de riscos para a indução da deglutição precoce... E onde está a condução para a elevação de cabeça? Procure... Onde fica a televisão?

A posição da televisão, em uma praça de alimentação de um shopping fica justamente, em uma posição elevada, para que todos a vejam... Pronto! A soma de fatores para o risco de entalo em um ambiente totalmente despojado está feita:

Movimento de uma praça de alimentação + grupo de pessoas + tipo de alimento oferecido + posição elevada da televisão = maior possibilidade de deglutição precoce em um prato "muito fácil" de administrar relativo à mastigação = possibilidade maior de entalo.

Com esse tópico, o objetivo foi de chamar a atenção para o que é muito usual e rotineiro, mas se o paciente tem sofrimento em um ambiente como este, é imprescindível que o fonoaudiólogo tome conhecimento dessas possibilidades de "erros" durante a alimentação e que fazem parte do dia a dia, para poder elaborar a melhor orientação para essa pessoa.

5. *Sobre o que ocorre dentro da boca, no primeiro mês em que o paciente ingere apenas líquidos diversos prescritos pela nutrição.*

É comum se pensar que, quando se mastiga uma alimentação mais variada é que se tem "sujeira"* na boca, o que corresponde a diminutos fragmentos alimentares. Diante do acompanhamento com o paciente antes e após a cirurgia bariátrica, pode-se perceber que é absolutamente o contrário.

No caso do paciente bariátrico, essa restrição mastigatória se dará por aproximadamente 28 dias, percebeu-se que será nesse período que o paciente terá mais resquícios após cada alimentação de líquido.

Quando se pensa na primeira hipótese, que o alimento de mastigação deixa resíduos, essa não é uma constatação totalmente errada. Claro que esse alimento deixa resquícios! Mas quando a pessoa permanece sem a mastigação de alimentos e esta ingestão se dá apenas por líquidos, esse paciente perceberá, com maior evidência, que os

---

* A sujeira aqui é representada pelo resíduo invisível aos olhos, mas sensível ao que a língua emite como aspereza encontrada na superfície dentária. Por isso a palavra "sujeira" permanecerá entre as aspas.

dentes estão "sujos", apesar de não ser uma "sujeira" que se vê, apenas se sente.
É solicitado para o paciente perceber que, após a escovação de dentes, se ele passar a língua pelos dentes, perceberá que estes estão lisos, o que é interpretado como "limpeza*". Ao tomar, após essa escovação, um copo de líquido, seja de qual tipo for (suco ou caldo), o paciente pode perceber que imediatamente, passando novamente a língua nos dentes, estes apresentam uma camada um pouco mais áspera.
Informa-se, então, sobre essa camada, que é comum nesse período e que se trata de uma "sujeira" que não se vê, mas, sem dúvida alguma, se sente. O paciente é orientado à escovação dos dentes por mais vezes do que o comum, mas que esse aumento da frequência da escovação não represente desconforto ou que não atrapalhe a sua vida diária.

6. *Quando o paciente trincha (corta em pedaços menores) toda a carne enquanto está com uma porção de alimento em mastigação.*
Essa atitude é desaconselhada, pois a pessoa pode incorrer em erro.
Segue a explicação:
Antes da cirurgia, ao cortar uma porção de carne em pedaços menores, mas que ainda são grandes para controlar de forma efetiva, a mastigação, o paciente tem essa ideia do "corte de olho" que costuma fazer e compor o garfo.
Ao realizar esse comportamento no ato da alimentação, após a cirurgia bariátrica, o paciente geralmente refere que essa atitude de cortar a carne em pedações menores do que o habitual pode ajudá-lo a lembrar que está em um momento diferente de sua alimentação, porém o que pode ocorrer é justamente o contrário.
Como há a efetiva dimensão desse "corte de olho", e durante as primeiras refeições o paciente ainda não reconhece esse novo tamanho, ao cortar a carne em pedaços menores e possivelmente esquecer que está em pós-cirurgia, a pessoa incorre no erro de compor uma garfada juntando aqueles pequenos pedaços, que deveriam ser administrados um por vez, em uma porção única, assim, dificultando a ocorrência efetiva da mastigação e aumentando o risco de entalo durante essa garfada de volume bem maior, mas disfarçada em porções muito pequenas.
Caso isso aconteça, e ele perceba que realmente fez a garfada em maior volume, e deve-se lembrar a ele que o mesmo pode utilizar a orientação da posição de cabeça para auxiliá-lo no controle dessa porção.

7. *Quando o paciente prefere se alimentar com colher.*
Geralmente quando o paciente apresenta essa preferência, acredita-se necessitar fazê-lo perceber todos os lados dessa escolha.
O utensílio "colher" é um dos mais confiáveis e queridos em uma cozinha e parece ser oposto à tecnologia, pois não liga e desliga, não produz barulhos engraçados nem tem marca registrada e, por fim, não há nada futurista nela. A colher não tem especial sofisticação, mas tem a ciência e a cultura ao seu lado.[132]
No que se refere à ciência, suas funções incluem servir, medir e levar o alimento à boca e, com colheres culinárias, pode inclusive, mexer e raspar, escumar, levantar e retirar como concha. São, em si, utensílios bem-educados.[132]
Quanto à cultura de comer de colher, pode-se perceber que a colher é um objeto que remete à grande quantidade. Com descontração, a colher é chamada de "pá", um

---

* A limpeza também é trazida dentro de um contexto interpretativo, representando o contrário da sensação de "sujeira", sentida após a escovação dos dentes.

instrumento da construção civil que, quando utilizado, serve para ajudar a coletar grandes porções de material em poucas vezes que se movimenta, "diminuindo" o esforço.

Quando existe a utilização da colher, durante a refeição, também se remete à diminuição de vezes que se conduz o alimento a boca por se tratar de uma enorme quantidade a cada vez que essa leva acontece.

Essa condição pode trazer um risco maior de desconforto ao paciente, pois, se o mesmo, costumeiramente, levava uma quantidade acima do que se controla para mastigar à boca, após a cirurgia bariátrica, essa quantidade pode, erroneamente, ocorrer, diminuindo o controle mastigatório e induzindo a deglutições sem que tenha se chegado à eficiência mastigatória de grandes quantidades.

Um outro lado, que não se pode negligenciar, é o da cultura dessa grande quantidade, mas sendo ressignificada como que a pessoa esteja gostando daquele alimento e, por isso, o coloca em grandes porções.

Quando esse paciente refere, usualmente, comer de colher, solicita-se que ele leve à sessão a sua colher, mas também o garfo e a faca.

A alimentação será iniciada com garfo e faca até que o paciente perceba a quantidade que se leva à boca, com conforto e segurança e, após essa experiência um pouco mais bem estabelecida, há uma permuta, com a idêntica reprodução dessas orientações com a colher, expressando a mesma quantidade que estava compondo o garfo, agora com a colher.

Ao se chegar nessa quantidade com o conforto esperado, há intervenção do terapeuta, solicitando-se que o paciente comece a interpretar de forma diferente, como se estivesse com uma pessoa em sua mesa, se alimentando com a colher da forma como ele está realizando as porções, e, a partir dessa imagem, sugere-se que ele reflita como que ele descreveria essa situação.

Ao ser aplicada, essa forma de intervenção trouxe respostas surpreendentes, pois, dentro da cultura cearense, e se caso alguma outra de outros estados se identifique, aplique-a, a colher com pequenas porções é vista de duas formas: (1) Ou essa pessoa não está gostando da comida oferecida; (2) Ou essa pessoa está com "frescura" demais à mesa!

E, chegada essa conclusão, é solicitado que o mesmo se perceba como nesse estigma, assumindo esse papel de quem está sendo criticado, para que ele entenda que existem várias leituras de como essa mudança ficará representada em sua vida cotidiana. Ao ser demonstrada e analisada a situação, em conjunto (terapeuta e paciente), a escolha da utilização dos talheres e a repercussão do ato e "como essa situação transcorrerá?" Será executada à critério do paciente. Ele decidirá se continua utilizando a colher ou se quer fazer isso em alguns momentos ou se o talher (garfo e faca) permanecem mais usuais em sua rotina alimentar.

O importante, nessa estratégia, é trazer todos os pontos de cultura, crítica, facilidade, propriocepção que estarão presentes para o conhecimento dessa pessoa, para que ela tenha todas as informações possíveis para tomar a decisão melhor para sua vida.

Ressaltando que as quantidades administradas no garfo, são percebidas pelo paciente e findam por serem mais aproximadas de uma porção segura e confortável para a alimentação.

8. *Quando a alimentação ocorre em grupo (grupo de trabalho, familiar, outros).*

Ao ser realizada uma refeição em grupo, é importante ressaltar uma característica que remete à situação social de que "deve terminar todo mundo junto". Isto porque o paciente submetido à gastroplastia, reorganiza um ritmo totalmente diferente do anterior e de todos que estão à mesa.

Se não atento a essa situação, o paciente pode tentar terminar sua alimentação de forma muito rápida e isso pode não ser tão confortável.

Quando à mesa, é percebido que o ritmo impresso por uma pessoa é mais lento que o das demais, é comum apressar o ritmo da alimentação utilizando-se de uma das duas formas: (1) ou se aumenta o volume da garfada que irá à boca ou (2) se aumenta a velocidade entre cada garfada. Nenhuma dessas hipóteses remete a um comportamento mastigatório com a devida eficiência exigida pela mudança após a cirurgia, ocorrendo deglutições sem a ótima trituração dos alimentos, o que acarreta desconforto para o paciente, tanto orgânica quanto socialmente.

9. *Quando há alimentação e conversa ao mesmo tempo ou quando da participação de um "almoço de negócios"*

    Quando da alimentação em grupo, já salientou-se sobre a distração para o movimento mastigatório, mas existe um outro aspecto que deve ser levado em conta: a conversa.

    O tempo de diálogo entre quem fala (locutor) e quem ouve (interlocutor) é rápido e a troca de turnos, que é o espaço apresentado entre os participantes, para o outro se manifestar, também incorre na mesma rapidez.

    Durante a mastigação, caso haja a participação em um almoço de negócios, entende-se que este será de negociação e, cada "barganha" deverá ser elaborada e aplicada no tempo certo. Se, durante essa função mastigatória, for colocada uma porção de alimento na boca e coincidir com o momento de apresentar uma negociação, imediatamente engole-se o alimento para poder falar, com a devida articulação de estruturas orofaciais.

    Essa deglutição virá permeada de total desconforto, já que o alimento não teve a devida trituração nem a emulsificação pela produção salivar, constando de desconforto chamado de entalo, e esta ocorrência não se apresenta apenas nos pacientes que realizaram a cirurgia bariátrica, mas sim, para qualquer pessoa que não tenha realizado a mastigação com eficiência.

    Alguém poderia suscitar a ideia de não deglutir naquele momento, mas lateralizar o alimento para poder "soltar" essa língua da função mastigatória e engatar em uma negociação, em um momento de fala. Ao ser feito esse procedimento, com a articulação de língua ocorrendo e o alimento lateralizado, este, é movimentado pelos movimentos linguais até uma porção mais posterior da cavidade oral e, consequentemente, deglutido sem a devida mastigação, o que causará o desconforto (entalo) para o paciente com redução de estômago.

    Traz-se, então, uma analogia com certa leveza:

    Sabe, aquele ditado que diz "chupar cana-de-açúcar e assoviar, ao mesmo tempo, não dá certo", então é aplicado que, mastigar e falar é analogamente a mesma coisa, não dará certo!

    Alguns pacientes também apontam o fato de o trabalho envolver normas de etiqueta à mesa, como já mencionado. A explicação dar-se-á pela segurança alimentar e não por qualquer refinamento do comportamento à mesa.

10. *Quando, voluntariamente, atender ao celular durante a alimentação*

    Aplica-se a mesma analogia do item anterior.

Aqui se dará pelo fato de que, caso estando com o alimento à boca, e o telefone tocar, haverá, quase que automaticamente, uma deglutição forçada para, novamente, "soltar" a língua para essa articulação. Então, como sabido do resultado que essa modificação forçada de função poderá trazer, aconselha-se ao paciente, enquanto de sua alimentação, deixar o telefone desligado ou fora do seu alcance visual para, em um instante de ansiedade e atenção por essa ligação, não atropelar as funções executadas entre mastigação e fala.

Atualmente, a tecnologia não permite que você perca uma ligação, ao religar o aparelho, a operadora de telefonia emite mensagem notificando suas ligações recebidas e você, com muita satisfação, poderá decidir para quais números poderá e deverá retornar.

No entanto, poderá haver maleabilidade para o paciente que finalizou a deglutição de uma porção e está sem alimento na cavidade oral, podendo receber esta ligação, caso coincida exatamente entre uma porção e outra, de sua alimentação, mas, consideravelmente, seu conforto se dará em melhor condição quando optar por deixar o aparelho fora de seu campo visual, auditivo e sensitivo (caso deixe em *vibracall*).

11. *Quando o paciente nega, com veemência, a ingestão de qualquer tipo de alimento inserido na dieta*

    Ao trabalhar com tantas pessoas de personalidades diferentes, é perceptível a enorme variabilidade das preferências!

    Quando um paciente se nega a comer algum alimento, é interessante que o fonoaudiólogo investigue um pouco sobre o porquê dessa negativa.

    Pode-se observar alguns motivos para essa negativa:
    - Uma experiência vivida, em algum momento, que trouxe ou repercutiu como um trauma.
      - Exemplo: não como carne de carneiro ou de frango porque vi quando e como mataram esse animal que, para mim, era de estimação.
    - Uma sensação negativa que aquele alimento pode trazer à pessoa que o experimenta.
      - Exemplo: não gosto de comer cebola crua por causa de sua crocância e sabor forte em minha boca ou mesmo a sensação irritante de certa fluidez de alimentos bastante amolecidos durante a mastigação dos mesmos, como, por exemplo, a consistência de um jerimum (abóbora) cozido ou de um bolo Luiz Felipe (também apresenta consistência mais amolecida). Entender que isso pode acontecer ao nosso paciente e que ele também tem o direito de ter essa negativa é legal, mas a pessoa/paciente precisa entender essa negativa e o profissional precisa acolher essa condição, repassando a informação à psicologia, sempre que julgar necessário.

12. *Ocorrência de soluços*

    O soluço, por definição, é uma contração violenta e repentina desencadeada no grupo de músculos inspiratórios e, mais especificamente, sendo causado pelo diafragma, onde se observa o fechamento simultâneo da glote que, como consequência, produz som audível e de qualidade acústica rouca.[27]

    Segundo o mesmo estudo, após revisão de literatura bastante completa, o soluço tem etiologia diversa, envolvendo as hérnias diafragmáticas, por doenças que comprometam a pleura e o mediastino, doenças cardíacas, por causas neurológicas (meningites, traumas cranioencefálicos), causas gastrintestinais (pós-operatório de cirurgias

abdominais), metabólicas (uremia, hipocalemia (baixo potássio no sangue), hipocalcemia (baixo ou falta de cálcio no sangue)) e tóxicas (tabagismo, fármacos).[27]
Sua relação com a atuação fonoaudiológica é disposta por se tratar de evento que compromete a organização das funções respiratória e de deglutição.[27]
No que tange ao pós-operatório de cirurgia bariátrica, ao observar o ritmo rápido da função mastigatória, tanto em alimentos líquidos (goles deglutidos muito rapidamente) como em resistência pastosa ou sólida (ausência de espaço de tempo mínimo entre garfadas), a ocorrência do soluço é bastante pertinente.

13. *O que acontece quando da evolução da ingestão de comprimido durante o pós-operatório de gastroplastia.*
É bastante comum a queixa de pacientes com a evolução da ingestão de comprimidos no período de pós-operatório de gastroplastia.
A conduta médica é assim organizada:
- *De 15 a 30 dias*: macerar o comprimido de vitamina e/ou medicamentos (ingerir somente na condição de pó).
- *De 30 a 45 dias*: ingerir o comprimido dividido em quatro partes.
- *De 45 a 60 dias*: ingerir o comprimido cortado em duas partes.
- *De 60 dias em diante*: ingerir o comprimido deglutido inteiro.

A queixa apresentada é sobre a dificuldade de deglutir um objeto de tamanho sensivelmente grande, principalmente quando em treinamento mastigatório, onde com o treinamento, o paciente é orientado e exerce a consciência no ato mastigatório para não deixar nada ser deglutido em tamanho visível em sua sensibilidade intraoral.
Como explicar isso para o paciente?
Senão vejamos:
Durante a mastigação, a língua permanece sensível e a consciência da pessoa deve estar ainda mais ativa para não deglutir alimentos em pedaços maiores, que não tenham a devida trituração efetiva. De uma forma geral, há uma generalização, para evitar que qualquer alimento seja deglutido em pedaços maiores.
Para esse primeiro processo, de generalização, onde qualquer alimento deve ser deglutido apenas a partir de ótima trituração, cita-se aqui o estágio de desenvolvimento da abstração, que, segundo Vygotsky (1991),[130] é onde ocorre o agrupamento de objetos num único atributo. Aqui, por exemplo, pode ser entendido que o objeto seria o alimento e o único atributo seria de apenas degluti-los a partir de boa trituração.
Durante o treinamento, quando da introdução de comprimidos, principalmente a vitamina, será necessário que essa consciência seja, agora, seletiva.
Será necessário entender esse estágio para prosseguir na mesma linha de raciocínio que Vygotsky traz, quando que em uma fase da formação de conceitos, a evolução trará o grau de abstração com a possibilidade da simultaneidade da generalização (união) e da diferenciação (separação) desses elementos.[77]
Aqui também é apresentado o exemplo que agora, apesar dessa musculatura de língua bem treinada para separar o comprimido, esse paciente precisará se manter em atenção exigindo uma tomada de consciência da própria atividade mental e na segurança de que esse comprimido terá, por função, sua dissolução em estômago, apesar de ter sido engolido inteiro.
No caso, o comprimido, quer seja de corte em quatro ou em duas partes ou de tamanho inteiro, como algo que aparece e que a língua, bem treinada para não deglutir nada tão grande irá classificar e separar o comprimido, deixando-o permanecer na

boca apesar do líquido que será ingerido para facilitar a deglutição. Sendo assim, o paciente reclama de tomar tantos goles, havendo a satisfação ou o preenchimento do espaço desse novo estômago com o líquido enquanto que o comprimido continua a "brincar" em sua boca.

Como orientação, explica-se para o paciente que deve colocar o comprimido em uma porção mais posterior de língua e, com um pequeno gole, permitir que esse comprimido seja deglutido, sem que haja a barreira na língua, que era exercida e que, para a seletividade do comprimido, essa barreira não precisará ser executada.

45 Dias

Quando o paciente completa seus quarenta e cinco dias de cirurgia, em protocolo e organograma clínico, este é indicado ao retorno com a nutrição, para novas inserções alimentares, porém, não há o retorno com a fonoaudiologia, pois as orientações organizadas e já administradas na primeira alimentação contemplam esse novo período.

Do mesmo modo que o paciente fora orientado a dar início à alimentação, reforçando a atenção para sua propriocepção, sentindo a resistência dos alimentos e a percepção elaborada dos movimentos de língua para cada textura alimentar em porções iniciais separadamente, deve, logo após esse início, também estender a orientação para a colocação da porção, juntando as diferentes consistências, em uma mesma garfada, ocorrendo inclusive nessa mesma ordem.

Para os pacientes que demonstrarem maior dificuldade com algum dos alimentos, ressalta-se o acompanhamento de forma mais aproximada, caso não ocorra qualquer dificuldade, fica o retorno estendido apenas quando da data que completa os 60 (sessenta) dias de pós-operatório.

60 Dias

Aos 60 dias de cirurgia, as autorizações e a diversidade alimentar oferecidas são bem melhores. O paciente terá mais opções e, assim, melhor evolução de acordo com as suas aceitações. A supervisão do fonoaudiólogo, nesse período pós-operatório, também se faz necessária.[111]

Com 60 dias de cirurgia é necessário explicar ao paciente que ele não precisa mais realizar aquelas contas não matemáticas elaboradas aos 28 dias, com a introdução do alimento de mastigação. Agora, ele só precisa, ao ter dúvidas em finalizar o prato, refletir sobre uma questão: "A quantidade ingerida, possibilita satisfação durante as próximas três horas?" E o paciente já consegue elaborar melhor essa quantidade que o satisfaça e que o sustente durante as três horas subsequentes, para chegar a uma outra refeição sem fome intensa.

Caso o paciente ainda tenha alguma dúvida, é solicitado que o mesmo retire mais alguns pedaços de carne, pois esta contém melhor nutrição pelo valor biodisponível (além de fibras, proteína e ferro) e necessidade de boa mastigação, fatores que influenciam para um tempo de digestão um pouco mais prolongado, deixando-o em melhor condição de saciedade.

Nesse período, inclusive, todas as orientações são modificadas!

O prato, agora composto de uma porção de carne tipo churrasco, de consistência mais endurecida (solicita-se, no mínimo, 200 g de maminha na brasa), com uma porção pequena de arroz (de preferência, soltinho), podendo ser do tipo branco ou integral, feijão (sem o caldo) e em quantidade dobrada que a do arroz e salada crua (basicamente alimentos suculentos como alface e tomate), esta salada, sem acréscimo de temperos[111] é também levado ao consultório, pelo paciente, para orientação sob supervisão fonoaudiológica.

Quando o paciente refere já apreciar e até mesmo sentir falta da salada crua, a orientação é de melhorar a composição desse prato, mas se o paciente nunca tenha experimentado, solicita-se, pelo menos, uma folha de alface ou acelga e tomate em rodelas.

A inserção da salada crua é, algumas vezes, repudiada por uma parte das pessoas. Sua experimentação é orientada que ocorra diante do fonoaudiólogo, pois como há mudanças no paladar do paciente, apresentando uma melhor percepção aos sabores, estes pacientes, muitas vezes, referem aceitação melhor desses alimentos.[111]

Deve-se sempre salientar:

> "A regra é que esse paciente "tem o direito de referir que não gosta do alimento, porém ele tem o dever de provar". E essa prova deve sempre ocorrer com orientação profissional".[111]

Falar da experimentação da salada nessa nova conformação do prato, liberada para o paciente aos sessenta dias de cirurgia, para quem gosta de salada é um momento de fácil condução.

Agora, quando se trata de reorganizar as escolhas saudáveis desses pacientes, inserindo determinado alimento que nunca seria a sua escolha, é um desafio imenso para todos os membros da equipe, aqui, saliento a nutrição, a fonoaudiologia e a psicologia. E o trabalho em equipe favorece bastante essa atuação, desde que, inclusive os profissionais, detenham conhecimentos pares aos quais, abordando as orientações ao paciente, este perceba o elo entre as abordagens.

A nutrição, como já fora mencionado, adentra com o conhecimento de todos os nutrientes necessários ao corpo do paciente, as quantidades administradas, os benefícios dessa escolha e a dinâmica alimentar para os mais diversos perfis de pacientes atendidos. A fonoaudiologia estará apropriada do conhecimento e do favorecimento à experimentação concreta dessa nova relação e escolha, explorando as sensações trazidas por um novo paladar. A psicologia deverá interceder pelas experiências emocionais incutidas em determinados alimentos, bem como pelas mudanças e desafios que o paciente apresenta.

Quando são solicitados os alimentos ora descritos para esta fase, aos quais é enfatizado que não se deve colocar qualquer tempero na salada crua, tem-se o objetivo de favorecer a experimentação do alimento *in natura*, sem adição de quaisquer outros sabores agregados, o que favorece a identificação do paciente com esse novo ingrediente em seu prato e, principalmente, em seu paladar.

É de fundamental importância que o paciente entenda a diferença entre experimentar e saborear/apreciar esses novos elementos.

Experimentar, segundo sua sinonímia é provar, praticar, verificar, executar, sentir, sofrer, suportar. No entanto que saborear é dar sabor ou gosto; causar bom sabor ao paladar; comer com gosto; provar, com prazer, comendo ou bebendo; tornar agradável e apetitoso; regozijar-se.

Para quem, antes do ato cirúrgico, não gostava de salada crua, não será possível, de repentino início, **saborear** uma salada crua, mas se ele é tomado de informações e de uma experiência mais segura e com prática diante das orientações dadas pela nutrição, essa pessoa tem todos os atributos para identificar, muito mais fielmente, e diante de **experimentação**, se aquele alimento fará ou não parte de suas escolhas diárias.

Ocorre, então, um acordo com o paciente, sobre sua experimentação dos componentes da salada crua, conversando sobre os aspectos já abordados pela nutrição (benefícios trazidos por esses alimentos), ressaltando cada um deles. Caso o paciente acorde, então inicia-se a alimentação.

Para sua primeira porção, será sempre interessante fazer o paciente iniciar sua experimentação por um alimento que ele queira e que o mesmo refira sentir falta, com sua escolha tanto pela carne como pelo feijão.

Logo após essa constatação de qual desses elementos está mais gostoso, caso seja a carne, é solicitado que o mesmo, corte um outro pedaço da carne e agora, junte a uma pequena porção de tomate cru e perceba qual a diferença que existe e se existe diferença entre a primeira porção mastigada e ingerida somente da carne para essa nova, em comunhão com um componente da salada crua.

Muitas das respostas dos pacientes coincidem em uma constatação: a sensação é de melhor suculência para a carne, pois a resistência do tomate favorece a mastigação e, como é um alimento composto basicamente, dentre outros elementos, de água,[69] esta misturando-se ao sabor da carne, emana sensação de melhor maciez à mastigação de um elemento mais resistente como a carne vermelha do tipo churrasco.

Pode-se perceber que, além da composição de água nesses elementos da salada crua, o que também se observa é a composição de uma textura mais estimulante à mastigação, pois orienta-se que a salada não venha ralada, mas aos pedaços, em rodelas ou mesmo inteiras/sem cortes.

Induzir o paciente a percepção de uma folha de alface ou acelga em tamanho maior em sua boca ou que existe um pedaço de tomate também em tamanho diferente, fomenta o estímulo de uma mastigação melhorada, e eles referem, inclusive que, diante de tanto treino mastigatório com maior consciência, não conseguem mais engolir algo grande ou mal mastigado.

Então, tendo uma porção de salada crua (que já traz uma porção de água em sua composição), mais o estímulo da mastigação pelo tamanho do alimento na boca, mais o fomento de boa produção salivar, mais o sabor do tempero da carne e/ou do feijão associado à salada, resulta em proporcionar uma mastigação com sabores mais agradáveis e a segurança de uma porção muito bem triturada, reforçando a ideia de que não se necessita de líquidos associados à refeição, atrapalhando a boa nutrição desse paciente para essa alimentação e conservando uma nutrição ideal diante da função mastigatória executada de forma eficiente.

Existe também a possibilidade de este paciente não gostar dessa experimentação com um ou outro elemento cru. Caso isso ocorra, o importante é fazê-lo identificar a causa, o porquê de não ter gostado daquele alimento, quer seja pela textura, crocância, sabor, enfim, qualquer justificativa que o paciente elabore diante de sua experiência. Também, nesse aspecto, entra-se em um outro acordo, de que o paciente ficará responsável por experimentar outros componentes de salada crua para tentar descobrir sua apreciação por algum outro, para, então, ser inserido em sua alimentação diária.

Decorre-se o restante da alimentação, fazendo o paciente observar seu ritmo mastigatório atual, seu comportamento mastigatório com uma ideia diferente de como o mesmo fazia, no período anterior à cirurgia e suas novas possibilidades com senso crítico para a continuidade desse ato mastigatório com maior eficiência, diante das novas liberações nutricionais.

É nesse período pós-operatório que o paciente percebe sua evolução diante de tanto treino e dedicação ao ato mastigatório, pois sua musculatura tende a se apresentar com melhor tonicidade, resistência e força – segue-se aquele mesmo princípio, treinamento com resistência para agora perceber a força aumentada, favorecendo a segurança e o conforto nessas alimentações inseridas.

A orientação que se faz pertinente é com relação ao aumento do volume da garfada. Como a alimentação dessa pessoa já está praticamente integrada à rotina do dia a dia, não é mais tão necessário que o paciente permaneça com diminutas porções para mastigação. O fonoaudiólogo avalia, juntamente com o paciente, o quanto que este já evoluiu em musculatura e comportamento mastigatório para que ele consiga confiar em sua autonomia para composição de melhores porções em garfo.

Há ênfase para que os pacientes invistam na escolha da carne vermelha, e, de acordo com a orientação nutricional, se faz necessária, pelo menos, uma porção diária de carne vermelha, optando por cortes magros, podendo variar em seu preparo.

O repouso dos talheres, para esse período, se faz de forma diferente. Agora, uma boa parte dos pacientes já não apresentam a mesma ansiedade e voracidade em realizar a próxima garfada, por isso, deixo-o mais à vontade sobre o repouso ou não do talher entre cada porção.

Lembrando também dos pacientes que apreciam comer sushi, há o reforço para a mastigação com volumes um pouco aumentados, objetivando a destreza diante dos volumes que deverão ser administrados quando em mastigação de uma peça de sushi. As orientações de aumento de volume sempre deverão ser elaboradas por profissional habilitado e no acompanhamento do desempenho mastigatório dessa pessoa.

Enfatiza-se o reforço para a boa mastigação sendo desnecessário o uso de talheres para comer sushi, após a cirurgia bariátrica, por incômodo de não suficiência de sua mastigação. Aos que já realizam a alimentação de sushi, mordendo ou cortando-os de talheres, claro que os mesmos ficam à vontade para continuar ou não essa conduta.

Após esse momento, o paciente é orientado sobre sua alta fonoaudiológica, retornando ao serviço fonoaudiológico somente em caso de não evolução em quaisquer alimentos que o mesmo escolha e que, ou não consiga tolerância para este alimento ou demonstre qualquer insegurança em ingeri-lo sem acompanhamento profissional, porém, ainda existe mais um encontro, aos 90 (noventa) dias de cirurgia.

90 Dias

O paciente é conduzido a uma reunião constando apenas de pacientes operados envolvendo esse mesmo tempo cirúrgico, acompanhado ou não de seus familiares e com a participação da equipe transdisciplinar que o acompanha.

A condução dessa reunião ocorre, na maioria das vezes, pelo cirurgião da equipe, Dr. Luiz Moura e é composta do relato dos pacientes, expondo sua experiência com a obesidade, seu percurso até a decisão e o procedimento cirúrgico e o processo pós-operatório, expondo suas facilidades e dificuldades.[111]

A partir do conteúdo apresentado pelos pacientes, os membros da equipe orientam, em cada especialidade, sobre as dúvidas apresentadas e este também é, sem dúvida, um aprendizado para todos, pacientes e profissionais. Após essa troca de informações e experiências, é facultado aos familiares o espaço para expor também suas experiências, expectativas e vivências diante de todo o processo que seu ente pôde vivenciar.[111]

PÓS-OPERATÓRIO TARDIO

Considera-se pós-operatório tardio o paciente que fez a cirurgia bariátrica em qualquer tempo antigo e que, em sua equipe, não havia o fonoaudiólogo inserido e, por causa disso ou da falta de informação sobre o atendimento do mesmo, não participou de todo o processo de avaliação e evolução de sua função mastigatória.

Este paciente, buscando o serviço fonoaudiológico por indicação, quer seja de seu cirurgião ou por descobrir que pode evoluir com as orientações fonoaudiológicas, buscou o serviço para concretizar todas as orientações para uma evolução ideal.

Nesta conduta, a partir do relato de dificuldade que o paciente apresentar, pode-se caminhar por todo o processo já mencionado aqui, ou elaborar um novo caminho diante dessas dificuldades relatadas e que, por ventura, ainda não foram mencionadas.

Salienta-se que esse também é um atendimento que requer muito conhecimento e um trabalho voltado à evolução do paciente, já que este, em razão de um tempo longo sem orientações de profissional habilitado a atuação em equipe de cirurgia bariátrica, desenvolve um comportamento mastigatório adaptado, diante de todas as dificuldades que apresentou na ingestão de alimentos mais saudáveis, porém com maior resistência mastigatória.

Quebrar mais um padrão de comportamento é bastante complicado, mas, diante da busca do paciente pelo serviço, é inegável que este carregue um sofrimento que o incomoda.

Realizar a coleta da história do paciente, constando de uma anamnese bem elaborada, avaliação fonoaudiológica, e elaborar o raciocínio clínico diante de todos os pontos é papel fundamental do profissional e, mais importante, fomentar estratégias terapêuticas para sua evolução diante da perspectiva de melhor adaptação para sua condição após a cirurgia bariátrica é o objetivo desse acompanhamento, bem como da minimização das dificuldades e resistências apresentadas.

Quanto maior for a diversidade de alimentos que essa pessoa possa e se sinta à vontade e com segurança para escolher, melhor será seu convívio social e sua desenvoltura mastigatória.

Fonoaudiologia Percorrendo Mais Caminhos

CAPÍTULO 7

Quando são estabelecidas parcerias com as diversas ciências que giram em torno do atendimento ao paciente, estas trazem ótimas condutas, revigorantes dias de trabalho e eterna gratidão a todos eles.

Entender que a ciência fonoaudiológica é moldável e bastante importante em todos os contextos culturais, sociais, de saúde e aplicá-la na rotina, aproximando-nos mais de um atendimento amplo e com diversos olhares, permite-nos perceber o resultado de um trabalho ainda mais sólido.

Suscitam-se, então, algumas práticas clínicas que ainda necessitam de mais estudos e aprofundamento científico, mas que, sem sombra de dúvida, o fonoaudiólogo pode e deve estar inserido em equipe para evoluir, de forma inter e transdisciplinar, no bem-estar do paciente que está desenvolvendo alguns dos problemas citados abaixo:

NA OBESIDADE NÃO CONTROLADA E/OU NA RECIDIVA DE PESO

Uma primeira pergunta ocorre quando se menciona o tema "obesidade não controlada" ou "recidiva de peso", afinal, qual a diferença entre os termos e o que se considera como recidiva de peso após o procedimento cirúrgico para tratamento da obesidade mórbida?

Segundo Franques et al. (2011),[44] iniciam conceituando excesso de peso, que se trata da diferença entre o que o sujeito pesa e o que ele deveria pesar, de acordo com cálculos e tabelas clínicas de peso e altura relacionados com a idade e que, tecnicamente, o reganho de peso se confirma quando a perda de peso fica entre 60 e 90% desse excesso de peso.

Outro estudo[22] menciona que a recidiva de peso pode ocorrer quando o tratamento em si não surtiu o efeito esperado, percebendo como causas: a permanência em hábitos alimentares errôneos, o sedentarismo, o sentimento de fracasso, o consumo excessivo de álcool, a compulsão por doces e alimentos hiperlipídicos por parte do paciente ou por aumento do diâmetro da anastomose gastrojejunal e do comprimento da bolsa gástrica. Acrescenta-se também a intolerância alimentar bem como as diferenças socioeconômicas (pela dificuldade, para pacientes de classes desfavorecidas, em permanecer com escolhas saudáveis) e a falta de acompanhamento clínico pós-operatório adequado.[32]

Como consequência, a recidiva pode ocasionar sequelas nutricionais como anemias ferropriva ou megaloblástica, deficiência de vitamina D e desnutrição crônica.[22]

Franques et al. (2011)[44] completam que, da mesma forma que a abordagem do tratamento clínico para o emagrecimento, a abordagem que inclui orientações abrangentes (dietéticas, exercícios físicos, psicoterapia e medicações) tende a ser mais eficiente que a monoterapia.

Segundo a resolução e a publicação do documento que trata sobre a nomenclatura e definições para os resultados em cirurgia bariátrica e metabólica,[16] esta apresenta:

Ao se tratar de critérios de sucesso ou insucesso do procedimento cirúrgico de gastroplastia, utilizam-se os termos:

A) Obesidade controlada para pacientes que atingiram uma perda do peso total > 20% em 6 meses.
B) Obesidade parcialmente controlada para perda de peso total entre 10 e 20% em 6 meses.
C) Obesidade não controlada para aqueles que obtiveram perda de peso total < 10% em 6 meses.

E para os pacientes que após um longo período de controle do peso houve novo ganho ou houve reaparecimento de doenças associadas; para estes o correto é o termo recidiva da obesidade com a diferenciação:

A) Recidiva quando há recuperação de 50% do peso perdido atingido a longo prazo ou recuperação de 20% do peso associado ao reaparecimento de comorbidades.
B) Recidiva controlada quando há recuperação entre 20 a 50% do peso perdido a longo prazo.

Seguindo esse raciocínio, pode-se contemplar a inserção da ciência fonoaudiológica inclusive nesse momento que o paciente percorre. Esse é um período em que a Fonoaudiologia deve estar inserida!

Em experiência clínica em equipe de cirurgia bariátrica, a indicação do serviço fonoaudiológico, assim como de outras especialidades, se faz necessária. E o caminho se dá pela condição muscular e adaptativa do paciente para a alimentação de resistência aumentada e maior número de ciclos mastigatórios, que ainda estão sendo aprimorados pelo paciente no pós-operatório.

Lembrando que, ao imaginar alimentos mais macios e cremosos, entende-se que uma boa parte desses alimentos é considerada obesogênica, ao passo que se imaginar alimentos mais secos e fibrosos, necessariamente esse caminho induz a uma gama de alimentos mais saudáveis e com menor valor calórico.

Seguindo esse raciocínio, e sabendo das escolhas alimentares que permeavam o cardápio dos pacientes em tratamento da obesidade mórbida, pode-se entender que muitos tinham uma escolha alimentar composta de alimentos com resistência diminuída e palatabilidade aumentada. Se esse era o estímulo para a musculatura do paciente antes da cirurgia, observa-se a necessidade de modificação dessa conduta.

Esse fato se confirma, sendo citado por Segal (2012),[115] referindo como uma possível complicação após o procedimento cirúrgico, quando alimentos com alto teor calórico, mais palatáveis e de fácil deglutição são frequentemente escolhidos.

A readaptação mastigatória não é uma ocorrência simples e muito rápida, no entendimento da intensidade de ciclos mastigatórios que devem ser efetuados para otimizar a trituração e moenda do alimento. Esse comportamento modificado é, muitas vezes, bastante cansativo para o paciente, e este percebe que está ainda em adaptação para todas as mudanças exigidas pela cirurgia.

Aliada a esses fatos, existe a comprovação de que uma parcela de pacientes com obesidade severa/mórbida apresenta força de mordida em localização alterada, permanecendo maior força em dentes incisivos do que em molares, e será necessário o acompanhamento profissional para recolocação dessa força onde ela realmente precisa estar.[108]

Nesse mesmo estudo[108] também é referido que o sexo não constituiu variável, o que também difere de tantos outros no que diz respeito ao homem sempre apresentar força de mordida maior que a mulher.

No que concerne à obesidade mórbida, percebeu-se que tanto homens quanto mulheres apresentaram força de mordida aproximada,[108] e esta referidamente baixa em comparação a estudos anteriores.[54]

Estes fatos induzem ao pensamento de que, com o desenvolvimento de alimentos industrializados, cresce a palatabilidade e decai a resistência para a mastigação dos mesmos. Esta é uma suposição diante dos fatos, fazendo-se necessária pesquisa sobre o assunto para constatação empírica desta hipótese.

Então, ao se compor uma alimentação com riqueza de nutrição e baixo teor calórico, estes alimentos deveriam ser ricos em estímulos para uma boa mastigação; deduz-se, portanto, que a musculatura desse paciente não se faz compatível com todas as exigências do ato mastigatório, o que demonstra a necessidade da atuação fonoaudiológica para percorrer todo um processo de raciocínio clínico, identificando as necessidades e apresentando terapêutica eficiente àquela pessoa.

Caso isso não ocorra, o paciente finda por escolher alimentos que são mais fáceis e, com isso, permanecem em uma alimentação mole, macia e cremosa, não conseguindo ter o disparo da mensagem de saciedade, de forma eficiente, ingerindo maior quantidade de alimentos e favorecendo o processo de reganho de peso por acréscimo de maiores valores calóricos existentes nesses alimentos.

NA DISBIOSE INTESTINAL

Em conversa com uma nutricionista clínica funcional em Fortaleza/CE, Dra. Fabiana Bellini, houve o conhecimento de mais uma situação que é bastante pertinente ao atendimento fonoaudiológico e que somente é descoberta quando percebida a curiosidade de profissionais em busca de um atendimento mais objetivo ao bem-estar de seus pacientes.

Antes de mencionar sobre a disbiose intestinal é necessário entender o quão importante é a microbiota intestinal, pois participa de três importantes funções, segundo Brooks *et al.* (2014):[21]

1. Proteção (com a inibição indireta de patógenos potenciais, através de competição por nutrientes e receptores, dentre outros).
2. Participam do desenvolvimento e da função do sistema imunológico das mucosas (induzem secreção de IgA, modulam a resposta T celular e perfis de citocina, dentre outras).
3. Participam de grande variedade de funções metabólicas (contribuição para necessidades de aminoácidos, produção de ácidos graxos que controlam a diferenciação de células epiteliais intestinais, metabolizam substâncias carcinogênicas da dieta, dentre outras).

De uma forma mais resumida e para melhor entendimento:

> *"(...) participa do metabolismo dos produtos alimentares, provê fatores essenciais de crescimento, protege contra infecções por microrganismos altamente virulentos e estimula o sistema imunológico".*[112]

A disbiose intestinal acontece quando a microbiota intestinal sofre alteração por ocasião de uma dieta pobre em nutrientes, bem como de dieta rica em gordura, açúcar e alimentos processados, com escasso substrato alimentar, que não são capazes de nutrir nem o indivíduo nem sua microbiota e esta não tem elementos capazes de recuperar o epitélio intestinal.[31]

A disbiose intestinal, então, é um estado patológico com característica de hipercrescimento de bactérias patogênicas afetando o equilíbrio da microbiota intestinal, caracterizando-se por uma disfunção colônica com consequentes prejuízos à saúde do indivíduo.[31]

Outro estudo cita que, dentre as possíveis causas da disbiose, estão a idade, o estresse, a disponibilidade de material fermentável, a má digestão, o tempo de trânsito intestinal, o pH intestinal e o estado imunológico do hospedeiro.[28]

Se se pensar que a má digestão também pode estar relacionada com a maneira com que mal se mastigam os alimentos, pode-se suscitar aqui estudos que envolvam a evolução de pacientes com disbiose intestinal a partir da atuação fonoaudiológica relacionada com a estruturação da mastigação dos mesmos.

A fonoaudiologia aliada à nutrição, em mais uma abordagem, pode trazer benefícios ainda mais expressivos à evolução do paciente e de forma mais complementar.

É preciso, então, que se entenda a quantidade de áreas e ainda da descoberta de atuações que se pode interagir desde que se conheça e aprofundem estudos e pesquisas científicas que embasem em tantas possibilidades, as quais ainda não se tinha ideia, e que relacionar atuações de diversas ciências somente engrandece e aperfeiçoa o trabalho em conjunto, em equipe, além de que, para o paciente, este pode se ver como alguém que está sendo amplamente cuidado.

NO PÓS-OPERATÓRIO DE CIRURGIA DE HÉRNIA DE HIATO

Ao estabelecer o traçado de uma intervenção fonoaudiológica em estreita atuação junto à equipe de cirurgias, não somente de gastroplastia, mas do sistema digestório como um todo, percebeu-se a indicação e a evolução de pacientes submetidos à cirurgia de hérnia hiatal, porém, ainda não notificada cientificamente.

Abordar sobre essa indicação é trazer o contexto e a relação existentes entre a obesidade e esta doença associada.

O excesso de peso tem sido associado ao aumento da pressão intra-abdominal, aumentando a chance de desenvolver hérnia hiatal e há a tendência de que indivíduos com obesidade desenvolvam mais frequentemente a doença do refluxo gastroesofágico (DRGE).[17]

A hérnia hiatal é conhecida como um grupo específico, chamado de hérnia paraesofágica, e recebe uma atenção quanto ao seu tratamento. Para isto, alguns estudos demonstram que o procedimento cirúrgico, por via laparoscópica, apresenta menor morbidade, menor tempo de internação hospitalar e convalescência.[20]

O procedimento cirúrgico deverá reduzir o orifício do diafragma, por onde passa o esôfago (hérnia hiatal) e construir uma válvula (fundoplicatura) que impede o refluxo,[59] essa redução também exige do paciente uma função mastigatória com excelência.

Como observado em todo o processo da obesidade mórbida, com relação à função mastigatória, pode-se correlacionar a necessidade da intervenção fonoaudiológica em pacientes que se submetem à cirurgia de hérnia de hiato, mas não por estas pessoas estarem em situação agravante de obesidade, mas por muitas apresentarem desorganização e/ou ineficiência em função mastigatória.

Em alguns poucos pacientes que tiveram indicação de intervenção fonoaudiológica foi perceptível sua evolução sem vômitos, com a preservação da cirurgia e com maior conforto ao longo de sua cicatrização.

Manter as orientações médicas no pós-operatório, com dieta evoluindo de acordo com a cicatrização das estruturas, se torna fundamental, mas, necessariamente, evoluir com o paciente, fazendo-o organizar sua mastigação e esta não implicar em desconfortos ao longo de sua vida mostra-se de forma bastante segura e evolutiva para o paciente e para a equipe que o acompanha.

Sabe-se, inclusive, que o tratamento cirúrgico de hérnia hiatal somente é indicado em casos mais graves, a conduta geralmente é clínica, com a orientação de mudanças de hábitos de vida.

Por que não incluir a reorganização da função mastigatória como um comportamento a ser modificado nesse contexto?

EM OUTRAS SITUAÇÕES

Nos tópicos anteriores foram mencionadas atuações possíveis, porém, ainda em ideias de pesquisas para serem corroboradas para que a atuação fonoaudiológica continue sendo firmada em contextos ainda não tão explorados.

Suscitam-se outras... Ainda como ideias... Mas que já são passíveis de pesquisa, como:

A) *Na estética facial:* podendo mensurar a evolução da pessoa que se submeteu ao procedimento cirúrgico e que obteve o emagrecimento eficaz durante o período, mas sem qualquer atuação fonoaudiológica, para reorganização dessa musculatura e de sua harmonia facial.
B) *Na educação:* quando pode-se pesquisar sobre o comportamento de crianças quanto à orientação de alimentos mais saudáveis e que requerem melhor mastigação, observando essa evolução ao longo do tempo.
C) *Na audiologia:* decorrente do procedimento cirúrgico, somente no primeiro mês, a pessoa tem um emagrecimento de até 10% do peso inicial... Como se apresentaria o equilíbrio dessa pessoa nesse período ou depois desse?
D) *No Distúrbio de SAHOS (síndrome da apneia e hipopneia obstrutiva do sono):* observa-se uma melhora quanto ao ronco, somente por meio do emagrecimento, mas, diante de uma comparação entre alguém com atendimento fonoaudiológico e outro grupo que não teve essa intervenção, quanto poderia ser acrescido nessa evolução?
E) *Outras:* em tantas outras possibilidades que, aqui, não se consegue mencionar, pois a pesquisa pode ser expandida a muitas outras possibilidades.

Casos-Desafio

CAPÍTULO 8

Demonstrar duas situações vividas em clínica não finda em uma ou outra única estratégia, mas poder esmiuçar para esclarecer o que se passou com aquela pessoa naquela ocasião, fomenta a possibilidade de apresentar esses casos com melhor discussão acerca das estratégicas administradas.

A ciência fonoaudiológica é de conhecimento amplo e, ao se perceber que mais amplo é o atendimento ao ser humano, instiga o profissional da saúde a estar em educação continuada, a partir da imensa responsabilidade incorporada.

CASO 1

Paciente F.I.A., 29 anos, sexo masculino, está em pré-operatório de gastroplastia e foi encaminhado para o serviço de fonoaudiologia por apresentar má oclusão severa. Indicação de cirurgia bucomaxilofacial, mas o cirurgião dentista não arrisca a cirurgia em razão de o paciente apresentar um grau de obesidade mórbida severa, orientado a emagrecer, mas a cirurgia bariátrica também apresentava riscos, pois com apenas 2 (dois) pontos de oclusão, localizado nos últimos dentes molares direito e esquerdo, tinha risco de entalar e vomitar rotineiramente.

Entendendo o raciocínio clínico aplicado:

Para iniciar é preciso entender até que ponto o paciente daria abertura para poder explicar toda a função de mastigação de forma mais eficiente. E o resultado foi um plano terapêutico com uma técnica diferenciada.

Sua alimentação foi composta por uma porção de maminha na brasa (churrasco), arroz integral, feijão e salada crua (alface e tomate).

A orientação foi para que o paciente cortasse o pedaço de carne, normalmente, como ele faria em casa, e, logo que o mesmo cortou, foram apresentadas as réguas para documentar (medir e fotografar) o tamanho do pedaço.

Foi solicitado que o mesmo mastigasse esse pedaço e, antes de engolir, sinalizasse esse momento. Ao ser sinalizado, o mesmo precisaria retirar o alimento e o colocar em um guardanapo. Após isso, com as mãos enluvadas e sob orientação, o paciente tentou separar esses fragmentos de carne após sua própria mastigação. O mesmo demonstrou dificuldade!

Para esta ocasião, em conversa com o paciente, foi solicitado que o mesmo imaginasse como o seu estômago poderia realizar a digestão dessas fibras se, em suas mãos, elas já apresentavam tamanha dificuldade de "separação".

Depois disso, foi cortado um pedaço menor de carne, e houve a mesma conduta que o pedaço anterior, para sinalizar antes de deglutir e retirar o alimento da boca para poder tentar separar o alimento com suas próprias mãos.

Foi surpreendente a reação dele! Entender, na prática, o quanto que o estômago precisa trabalhar para triturar o primeiro pedaço, enquanto que, com o segundo, isso seria muito mais "fácil".

Esse paciente continuou os exercícios orientados em casa e se apresentava no consultório para os testes de todas as consistências... Sempre com muita disposição, motivação e determinação!

O atendimento foi realizado por toda a equipe. O mesmo foi acolhido pela odontologia, com indicação cirúrgica, e depois fora atendido em conjunto pela fonoaudiologia, psicologia e nutrição, para elaboração das dietas, evolução de acordo com suas possibilidades musculares e com enfrentamento dos desafios impostos pela deficiência dentária.

O mesmo realizou a cirurgia de redução do estômago e continuou o atendimento, tendo alta da equipe aos 3 meses de cirurgia, retornando ainda aos outros especialistas. Segundo relato do próprio paciente, nunca apresentou nenhum episódio de entalo ou vômito, mas com ciência de suas limitações, quando organiza sua boa ingestão alimentar, no dia que quer comer churrasco, como se trata de alimento com maior resistência mastigatória, ele sabe que irá demorar entre 1 hora e 1h e 40 min, permanecendo esse alimento para os finais de semana e, durante a semana, por ocasião de seu trabalho e tempo de almoço encurtado, há a ingestão da carne vermelha com outros preparos (cozida ou em cortes mais macios).

CASO 2

Paciente, M.A.C., 59 anos, sexo feminino, fez redução de estômago há 3 anos e sempre apresenta vômitos e entalo quando come macarrão. Refere comer carne vermelha, tipo "cozido de pirão" muito bem, não tem nenhuma dificuldade para o arroz, mas entala com macarrão.

Entendendo o raciocínio clínico aplicado:

Para iniciar, solicitaram-se esses alimentos para ver até que ponto e como se dava o entalo com macarrão.

Existe a tendência de um pensamento, "se ela consegue comer uma carne vermelha tão bem, e este é um alimento bem difícil de mastigar, por causa de sua resistência, como ela irá entalar com macarrão?" E segue-se com os pensamentos: "Para quem come bem uma carne dessa, é lógico que come bem uma massa tão macia quanto o macarrão!"

Por essa dedução, onde está o erro?

Resposta: Na GENERALIZAÇÃO!

Com a observação das respostas e das diferenças apresentadas por uma única pessoa, absorveu-se o aprendizado de que todas as pessoas têm uma imagem, um comportamento mastigatório para cada alimento, e configura-se o maior engano quando se pensa que quem come carne, sabe comer macarrão.

NÃO É TÃO SIMPLES ASSIM!

Quando solicitado para a paciente comer a carne, ela cortou um pedaço adequado e mastigou muito bem, constatando seu bom desempenho para essa resistência, do mesmo jeito que quando solicitada a ingestão do arroz, com porções que conseguiu desenvolver a mastigação de forma bem satisfatória. Quando da ingestão do macarrão, a paciente rodou o garfo em uma porção da massa e, ao colocar na boca, a mesma sugou o alimento e o engoliu na mesma hora, sem haver qualquer mastigação. Após isso, me disse: Está vendo? Estou entalada!

Essa foi uma grande surpresa! Ela não mastigava o macarrão! Ela tem memória para mastigar a carne ou o arroz como mastigava antes, com bom desempenho. Quando trouxe a mesma imagem da mastigação do macarrão, mas após a cirurgia, esse alimento se transformou em algo muito dolorido, incômodo. Somente fora constatado todo esse percurso, com a administração do alimento, podendo perceber onde estava o erro!

O modelo terapêutico para ela também se deu de forma bem dinâmica, pois era preciso retirar essa memória arraigada da forma de mastigar o macarrão.

Como foi possível realizar essa modificação?

Primeiro, foi solicitado para cortar o alimento em menores porções, e a resposta continuou a mesma: sugando, engolindo e entalando.

Então, por uma outra estratégia: E se conseguisse retirar a imagem do macarrão? Solicitando que ela corte o alimento do tamanho do arroz, e fazendo-a experimentar a resistência do macarrão que é diferente do arroz? Assim poderia diferenciar essas resistências, retirar um pouco da memória do macarrão para depois, poder aumentar, compassadamente, o tamanho do macarrão até seu tamanho normal, só que com a imagem real da mastigação e com adequação dessa nova realidade e consistência.

Foi muito boa a evolução dessa paciente.

O mais importante é a percepção e exercício da criatividade do terapeuta juntamente com as diversas possibilidades de recursos terapêuticos que se dispõe.

Ao ler os casos, ao elaborar um raciocínio clínico para aquele atendimento, ao estudar profundamente o que se adequa àquela pessoa é que se pode expor uma atuação diferenciada e personificada. E caso uma estratégia bem pensada possa não funcionar como programado, percebe-se que, dentro da criatividade concomitante ao embasamento científico de um fonoaudiólogo é que se pode elaborar processos e caminhos diversos que são ou serão utilizados na clínica.

Referências Bibliográficas

1. Almeida GAN. Características psicológicas observadas no pré- e no pós-operatório. In: Resende JHC. *Tratado de cirurgia plástica na obesidade.* Rio de Janeiro: Editora Rubio; 2008. p.95-8.
2. Almeida LR.. *Consideração positiva incondicional no sistema teórico de Carl Rogers.* Temas psicol. [Internet]. 2009. [Acesso em 2016 Jun 27]. Disponível em: http://pepsic.bvsalud.org/scielo.php?script=sci_arttext&pid=S1413-389X2009000100015&lng=pt.
3. Almeida SS, Nascimento PCBD, Quaioti TCB. Quantidade e qualidade de produtos alimentícios anunciados na televisão brasileira. *Rev Saúde Pública.* 2002 Jun;36(3):353-5.
4. Altmann EBC, Nogueira AL, Khoury RBF. Avaliação fonoaudiológica. In: Altmann EBC. *Fissuras labiopalatinas,* 3.ed. Revisão Ampliada e Atualizada. Carapicuíba: Pró-Fono Departamento Editorial; 1994.
5. Altmann EBC. Fazendo exercícios miofuncionais com Elisa B. C. Altmann [DVD]. Barueri: Pró-Fono; 1996. (95 minutos).
6. Alvarenga M. A mudança na alimentação e no corpo ao longo do tempo. In: Philippi ST, Alvarenga M. *Transtornos alimentares: uma visão nutricional.* Barueri, SP: Manole; 2004. p.01-20.
7. American Speech-Language-Hearing Association. Model Medical Review Guidelines for Dysphagia Services [Internet] 2004. Revision to DynCorp 2001 FTRP by ASHA. [Accessed 2015 Jul 19]. Available from: http://www.asha.org/NR/rdonlyres/5771B0F7-D7C0-4D47-832A-86FC6FEC2AE0/0/DynCorpDysph HCEC.pdf.
8. Aquino RC, Philippi ST. Consumo infantil de alimentos industrializados e renda familiar na cidade de São Paulo. *Rev Saúde Pública* (São Paulo), 2002 Dec;36(6):655-60.
9. Araújo BC. Aspectos psicológicos da alimentação. In: Philippi ST, Alvarenga M. *Transtornos alimentares: uma visão nutricional.* Barueri, SP: Manole; 2004. p.103-18.
10. Araújo ESC, Vieira VMO. Práticas docentes na saúde: contribuições para uma reflexão a partir de Carl Rogers. *Psicologia Escolar e Educacional,* 2013 [Acesso em 2016 Jun 27]. Disponível em: https://dx.doi.org/10.1590/S1413-85572013000100010.
11. Arruda A. A contratação, a demissão e a carreira dos executivos brasileiros. 2009. [Acesso em 2017 Jan 12]. Disponível em: http://img.catho.com.br/site/pesquisas/pdf/pesquisa-dos-executivos-2009.pdf.
12. Ayres AJ. *Sensory integration and learning disorders.* Los Angeles: Western Psychological Services; 1972.
13. Barros Filho C, Pompeu J. *Somos todos canalhas: filosofia para uma sociedade em busca de valores.* Rio de Janeiro: Casa da Palavra; 2015.
14. Bellisle F, Guy-Grand B, Le Magnen J. Chewing and swallowing as indices of the stimulation to eat during meals in humans: effects revealed by edogram method and video recordings. *Neuroscience and Biobehavioral Reviews* 2000 Mar;24(2):223-8.

REFERÊNCIAS BIBLIOGRÁFICAS

15. Bernardes DFF, Gomez MVSG, Bento RF. Eletromiografia de superfície em pacientes portadores de paralisia facial periférica. *Rev CEFAC* 2010 Feb;12(1):91-6.
16. Berti LV, Campos J, Ramos A *et al*. Position of the SBCBM - Nomenclature and definition of outcomes of bariatric and metabolic surgery. *ABCD Arq Bras Cir Dig.* 2015;28 (Suppl 1):2-2.
17. Biccas BN, Lemme EMO, Abrahão Jr. LJ *et al*. Maior prevalência de obesidade na doença do refluxo gastroesofagiano erosiva. *Arq Gastroenterol*. 2009 Mar;46(1):15-9.
18. Bonazzi CL, Valença MCT, Bononi TCS, Navarro F. A intervenção nutricional no pré e pós operatório da cirurgia bariátrica. *Rev Bras Obes, Nutr e Emagrecimento*. São Paulo, 2007;5(1):59-69. Acesso em 26 Set 2017.
19. Bozarth J. Terapia centrada na pessoa: um paradigma revolucionário (E. Gouveia, Trad.). Lisboa: Ediual, 2001. (Original publicado em 1998).
20. Brandalise A. Resultados tardios do uso de próteses no tratamento cirúrgico das grandes hérnias de hiato. 2015. [Tese de Doutorado]. Universidade Estadual de Campinas, Faculdade de Ciências Médicas, Campinas, SP. [Acesso em 2017 Abr 2]. Disponível em: http://www.bibliotecadigital.unicamp.br/document/?code=000946278.
21. Brooks GF, Carroll KC, Butel JS *et al*. Microbiologia médica de Jawetz, Melnick e Adelberg [recurso eletrônico]/Geo. F. Brooks ... [*et al.*]; [tradução: Claudio M. Rocha-de-Souza; revisão técnica: José Procópio Moreno Senna]. – 26 ed. – Dados eletrônicos. – Porto Alegre: AMGH, 2014. [Acesso em 2017 Jan 26].
22. Cambi MPC, Marchesini SD, Baretta GAP. Reganho de peso após cirurgia bariátrica: avaliação do perfil nutricional dos pacientes candidatos ao procedimento de plasma endoscópico de argônio. *ABCD Arq Bras Cir Dig.* 2015;28(1):40-43.
23. Campos CCC. *Corpo-mídia ou corpo-suporte? Representações do signo corpo em publicações de perfumes.* 2005. [Dissertação de Mestrado]. Faculdade de Arquitetura, Artes e Comunicação, Universidade Estadual Paulista, Bauru, 2005. [Acesso em 2017 Abr 23]. Disponível em: https://repositorio.unesp.br/handle/11449/89425.
24. Campos Pe HF, Campos DTF. A obesidade: estrutura psicopatológica ou modalidade moderna de expressão de diferentes subjetividades. I Congresso Internacional de Psicopatologia Fundamental. Rio de Janeiro, 1:352-368. São Paulo: Associação Universitária de Pesquisa em Psicopatologia Fundamental, 2004.
25. Cangialosi TJ. (*In memoriam*) Melvin L. Moss, 1923-2006. *Am J Orthod Dentofacial Orthop* 2006; 130(3): 426-7. [Acesso em 2017 Fev 16]. Disponível em: http://moroortodontia.com.br/leitura/Moss%202006.pdf.
26. Canterji MB. *Fonoaudiologia e cirurgia bariátrica.* São José dos Campos, SP: Pulso, 2012.
27. Cardoso MCAF, Xavier ACF. Soluço – Características e possibilidades fonoterapeuticas. *Arq Int Otorrinolaringol.* São Paulo, 2011 Jan-Mar;15(1):89-95.
28. Catanzaro J, Green L. Microbial ecology and dysbiosis in human medicine. *Alt Med. ver* 1997 [Acesso em 2017 Fev 03];2(3):202-209. Disponível em: http://www.anaturalhealingcenter.com/documents/Thorne/articles/Dysbiosis.pdf.
29. Cattoni DM. Alterações da mastigação e deglutição. In: Ferreira LP, Befi-Lopes DM, Limongi SCO. *Tratado de fonoaudiologia.* São Paulo: Rocca, 2004. p.277-92.
30. Conselho Federal de Medicina. *CFM detalha lista de comorbidades que podem levar a indicação da cirurgia bariátrica.* [Acesso em 2016 Jul 31]. Disponível em: http://portal.cfm.org.br/index.php?option=com_content&view=article&id=25939%3A2016-01-12-19-05-56&catid=3%3Aportal&Itemid=1.
31. Corona J. *Curso de especialização em medicina biomolecular: estratégias terapêuticas.* São Paulo: USC; 2000.

REFERÊNCIAS BIBLIOGRÁFICAS

32. Costa ACC, Furtado MCMB, Godoy EP *et al.* Perda insuficiente de peso e ou ausência de remissão da diabete melito tipo 2 após a derivação gástrica em Y-de-Roux: fatores que podem influenciar os resultados insatisfatórios. *ABCD Arq Bras Cir Dig.* 2013 Jun;26(2): 112-6.
33. Coutinho W. *Etiologia da obesidade.* [Acesso em 2012 Mai 13]. Disponível em: http://www.abeso.org.br/pdf/Etiologia%20e%20Fisiopatologia%20-%20Walmir%20 Coutinho.pdf.
34. Cruz MRR, Morimoto IMI. Intervenção nutricional no tratamento cirúrgico da obesidade mórbida: resultados de um protocolo diferenciado. *Rev Nutr* 2004 Jun;17(2):263-72.
35. Dâmaso A. *Obesidade*; 2.ed. Rio de Janeiro: Guanabara Koogan; 2009.
36. Douglas CR. *Fisiologia aplicada à fonoaudiologia*; 2.ed. Rio de Janeiro: Guanabara Koogan, 2006.
37. Ferraz MC. *Manual prático de motricidade oral: avaliação e tratamento.* Rio de Janeiro: Revinter, 2001.
38. Fischler C. *El (h)omnívoro: El gusto, la cocina y el cuerpo.* Tradução: Mário Merlino. Barcelona: Anagrama; 1990.
39. Fontaine KR, Barofsky I, Cheskin LJ. Predictors of quality of life for obese persons. *J Nervus Mental Dis.* 1997 Feb;185(2):120-2.
40. Fontana HB, Jacinto IC, Paulin E. Fisioterapia respiratória e motora no pós-operatório imediato de gastroplastia – relato de caso. *Arq Ciênc Saúde.* UNIPAR, Umuarama, 2009 Set-Dez;13(3):237-42.
41. Fontgalland RC, Moreira V. *Da empatia à compreensão empática: evolução do conceito no pensamento de Carl Rogers.* Memorandum, 23, 32-56 (2012). [Acesso em 2016 Jun 26]. Disponível em: http://www.fafich.ufmg.br/memorandum/a23/ fontgallandmoreira01.
42. Foucault M. *Vigiar e punir: nascimento da prisão;* tradução de Raquel Ramalhete. Petrópolis: Vozes; 1987.
43. Francischi RPP *et al.* Obesidade: atualização sobre sua etiologia, morbidade e tratamento. *Rev Nutr.* Campinas, 2000 Abr;13(1):2000.
44. Franques ARM, Pacheco E, Belfort MO, Gomes S. O reganho de peso após a cirurgia bariátrica. *In*: Franques ARM & Arenales-Loli MS. *Novos corpos, novas realidades: reflexões sobre o pós-operatório de cirurgia da obesidade.* São Paulo: Vetor; 2011. p.263-72.
45. Freire P. *Pedagogia da autonomia: saberes necessários à prática educativa*, 51.ed. Rio de Janeiro: Paz e Terra; 2015.
46. Garrido JR AB. Situações especiais: tratamento da obesidade mórbida. In: Halpern A, Godoy Matos AF, Suplicy HL *et al. Obesidade.* São Paulo: Lemos editorial; 1998. p.331-41.
47. Genaro KF, Berretin-Felix G, Rehder MIBC, Marchesan IQ. Avaliação miofuncional orofacial: protocolo MBGR. *Rev CEFAC.* 2009 Jun;11(2):237-55.
48. Gião PHA, Perissinoto J, Souza PHVA. Distúrbios alimentares e a influência no sistema estomatognático: a obesidade e a fonoaudiologia. *In*: Fisberg M. *Atualização em obesidade na infância e adolescência.* São Paulo: Editora Atheneu, 2004; p.143-50.
49. Godlewski AE, Veyrune JL, Nicolas E *et al.* Effect of Dental Status on Changes in Mastication in Patients with Obesity following Bariatric Surgery. *PLoS ONE.* 2011;6(7):e22324.

50. Godoy CMA, Caetano AL, Viana KRS et al. Food tolerance in patients submitted to gastric bypass: the importance of using an integrated and interdisciplinary approach. *Obes Surg* 2012;22:124-30.
51. Gonçalves RFM, Chehter EZ. Perfil mastigatório de obesos mórbidos submetidos à gastroplastia. *Rev CEFAC*. 2012 Jun;14(3):489-97.
52. Gonçalves RFM, Zimberg E. Intervenção fonoaudiológica em obesos mórbidos submetidos à gastroplastia pela técnica de fobi-capella. *ABCD Arq Bras Cir Dig,* 2016 Mar;29(1):43-7.
53. Greenway FL, Smith SR. The future of obesity research. *Nutrition.* 2000,16(10):976-82.
54. Helkimo E, Carlsson GE, Carmeli Y. Bite force in patients with functional disturbances of the masticatory system. *J Oral Rehabil* 1975 Oct;2(4):397-406.
55. Junqueira P. A importância da fase oral na dinâmica da deglutição. In: Costa MMB, Castro LP. *Tópicos em deglutição e disfagia.* Rio de Janeiro: Medsi; 2003. p.33-6.
56. Junqueira P. *Por que meu filho não quer comer? Uma visão além da boca e do estômago.* Bauru, SP: Idea Editora; 2017.
57. Kolyniak HMR. Uma abordagem psicossocial de corporeidade e identidade. *Rev Integração.* 2005 Out-Dez;XI(43):337-345.
58. Levorin SF. As referências da fala e suas implicações para a terapia fonoaudiológica. *Distúrbios da Comunicação* (São Paulo) 1991 Out;4(2):153-67.
59. Lima JHF. Refluxo/Hérnia de hiato. [Acesso em 2017 Set 13]. Disponível em: http://www.cirurgiadaobesidade.org/refluxo-hernia-de-hiato.html.
60. Mancini MC. Noções fundamentais - Diagnóstico e classificação da obesidade. In: Garrido Jr. AB et al. *Cirurgia da obesidade.* São Paulo: Editora Atheneu; 2006. p.1-7.
61. Marcelino LF, Patrício ZM. A complexidade da obesidade e o processo de viver após a cirurgia bariátrica: uma questão de saúde coletiva. *Ciênc Saúde Coletiva* 2011 Dez;16(12):4767-76.
62. Marchesan IQ. *Fundamentos em fonoaudiologia: aspectos clínicos da motricidade oral.* Rio de Janeiro: Guanabara Koogan; 1998.
63. Marchesan IQ. *Motricidade oral: visão clínica do trabalho fonoaudiológico integrado com outras especialidades.* São Paulo: Pancast; 1993.
64. Marchesan IQ. *Motricidade oral.* São Paulo: Pancast; 1993.
65. Mcintyre AM. Burden of illness review of obesity: are the true costs realized? *J R Soc Health* 1998 Apr;118(2):76-84.
66. Mendes CL. O corpo em Foucault: superfície de disciplinamento e governo. *Revista Ciências Humanas* (Florianópolis, EDUFSC) 2006 Abr;39:167-81.
67. Merlo S. *Hesitações na fala semi-espontânea: análise por séries temporais.* [Dissertação de Mestrado]. Campinas, SP: Departamento de Linguística, Universidade Estadual de Campinas, 2006. [Acesso em 2016 Jul 27].
68. Ministério da Saúde. 2001. [Acesso em 2016 Abr 14]. Disponível em: http://dtr2001.saude.gov.br/editora/produtos/livros/pdf/05_1109_M.pdf.
69. Monteiro CS, Balbi ME, Miguel OG et al. Qualidade nutricional e antioxidante do tomate "tipo italiano". *Rev Alim Nutr* (Araraquara) 2008 Jan-Mar;19(1):25-31
70. Mores R, Delgado SE, Martins NF et al. Caracterização dos distúrbios de sono, ronco e alterações do sistema estomatognático de obesos candidatos à cirurgia bariátrica. *RBONE,* (São Paulo) 2017 Mar-Abr;11(62):64-74.
71. Moss ML. Functional analysis of human mandibular growth. *Journal Pros Dent* 1960;10(6):1149-59.
72. Moss ML. The functional matrix hypothesis revisited. 1. The role of mechanotransduction. *Am J of Orthod Dentofacial Orthop* 1997 July;112(1):8-11.

73. Moss ML. The functional matrix hypothesis revisited. 2. The role of an osseous connected cellular network. *Am J Orthod Dentofacial Orthop* 1997 Aug;112(2):221-6.
74. Moss ML. The functional matrix hypothesis revisited. 3. The genomic thesis. *Am J Orthod Dentofacial Orthop* 1997 Sep;112(3):338-42.
75. Moss ML. The functional matrix hypothesis revisited. 4. The epigenetic antithesis and the resolving synthesis. *Am J Orthod Dentofacial Orthop* 1997 Oct;112(4):410-7.
76. Mourão DM, Bressan J. Influência de alimentos líquidos e sólidos sem controle de apetite. *Rev Nutr* 2009 Ago;22(4):537-47.
77. Nébias C. Formação dos conceitos científicos e práticas pedagógicas. *Interface* (Botucatu) 1999 Feb;3(4):133-40.
78. Núcleo do Obeso do Ceará. *Tratamento cirúrgico*. 2012. [Acesso em 2016 Mai 15]. Disponível em: http://www.nucleodoobeso.med.br/t_cirurgico.html.
79. O'Leary CJ. Response to couples and families in distress: Rogers' six conditions lived with respect for the unique medium of relationship therapy. *Person-Centered and Experiential Psychotherapies* 2008;7(4):294-307.
80. Okeson JP. About Jeff Okeson. [Acesso em 2016 Out 18]. Disponível em: http://jeffokeson.net/about-jeff-okeson.
81. Okeson JP. Etiology of functional disturbances in the masticatory system. In: Okeson JP. *Management of temporomandibular disorders and occlusion*, 6th ed. St. Louis, MO: Mosby; 2008. p.105-31.
82. Okeson JP. *Tratamento das desordens temporomandibulares e oclusão*. Allison Lucas, ilustrador; Tradução de Milton Edson Miranda. 4.ed. São Paulo: Artes Médicas; 2000.
83. Oliveira AMCC, Ribeiro IM, Merlo S, Chiapetta ALML. O que os fonoaudiólogos e os estudantes de fonoaudiologia entendem por fluência e disfluência. *Revista CEFAC* 2007;9(1):40-6.
84. Oliveira F. Contração muscular. In: Pithon-Curi TC. *Fisiologia do exercício*. Rio de Janeiro: Guanabara Koogan, 2013. p.35-47.
85. Oncis MC, Freire RMAC, Marchesan IQ. Mastigação: Análise pela eletromiografia e eletrognatografia. Seu uso na clínica fonoaudiológica. *Dist Comunic* (São Paulo) 2006 Ago;18(2):155-65.
86. Pareja JC, Pillo VF, Geloneze Neto B. Mecanismo de funcionamento das cirurgias anti-obesidade. *Einstein* 2006;supl 1:S120-S124.
87. Parreira LC. *Avaliação da deglutição em pacientes pré e pós cirurgia bariátrica*. [Dissertação de Mestrado]. Ribeirão Preto: Faculdade de Medicina de Ribeirão Preto-USP. 2013. [Acesso em 2016 Ago 8]. Disponível em: http://roo.fmrp.usp.br/teses/2013/luana-perreira.pdf.
88. Pedrozo W *et al*. Síndrome metabólico y factores de riesgo asociados con el estilo de vida de adolescentes de una ciudad de Argentina, 2005. *Rev Panam Salud Publica* (Washington) 2008 Sept;24(3):149-60.
89. Pena CR, Pereira MMB, Bianchini EMG. Características do tipo de alimentação e da fala de crianças com e sem apinhamento dentário. *Rev CEFAC* (São Paulo) 2008 Mar;10(1):58-67.
90. Perls FS. *Ego, fome e agressão: uma revisão da teoria e do método de Freud*. Tradução de Georges D. J. Bloc Boris. São Paulo: Summus; 2002.
91. Pinto MS, Bosi MLM. Obesidade: Uma leitura interdisciplinar e multidimensional. In: Gonzalez RH, Machado MMT. *Obesidade na infância e na adolescência: reflexões necessárias*. João Pessoa: Imprell, 2016. p.39-60.
92. Planas P. *Reabilitação neuro-oclusal*. Rio de Janeiro: Medsi; 1987.

93. Pontes TE, Costa TF, Marum ABRF *et al*. Orientação nutricional de crianças e adolescentes e os novos padrões de consumo: propagandas, embalagens e rótulos. *Rev Paul Pediatr* 2009;27(1):99-105.
94. Popkin BM. *O mundo está gordo: modismos, tendências, produtos e políticas que estão engordando a humanidade*. Tradução de Ana Beatriz Rodrigues. Rio de Janeiro: Elsevier; 2009.
95. Presidência da República. 2012. [Acesso em 2016 Abr 14]. Disponível em: http://www4.planalto.gov.br/consea/publicacoes/publiucacoes-arquivos/cartilha-losan-portugues.
96. Queiroz ACM, Laham C, Santos NO *et al*. Crenças alimentares em indivíduos que se submeteram à cirurgia bariátrica. *Psicologia Hospitalar* 2011;9(2):75-95.
97. Rahal A, Lopasso FP. Eletromiografia dos músculos masséteres e supra-hióideos em mulheres com oclusão normal e com má oclusão classe I de Angle durante a fase oral da deglutição. *Rev CEFAC* (São Paulo) 2004 Out-Dez;6(4):370-5.
98. Ramos AMPP, Barros Filho AA. Prevalência da obesidade em adolescentes de Bragança Paulista e sua relação com a obesidade dos pais. *Arq Bras Endocrinol Metab* (São Paulo) 2003 Dez;47(6).
99. Resende JHC. *Tratado de cirurgia plástica na obesidade*. Rio de Janeiro: Editora Rubio; 2008.
100. Ribeiro MCA. De Willendorf a Afrodite: Corpo e identidade no contexto da cirurgia da obesidade. *In*: Franques ARM, Arenales-Loli MS. *Novos corpos, novas realidades: reflexões sobre o pós-operatório de cirurgia da obesidade*. São Paulo: Vetor; 2011. p.285-304.
101. Rodrigues GBO, Lima GP, Carneiro C *et al*. *O viver e o aprender do obeso bariátrico*. Jundiaí, SP: Paco Editorial; 2016.
102. Rogers CR, Rosemberg RL. *A pessoa como centro*. São Paulo: E.P.U.; 2012.
103. Santos AC, Barroso LMBS. Atuação fonoaudiológica: Reeducação mastigatória. In: Resende JHC. *Tratado de cirurgia plástica na obesidade*. Rio de Janeiro: Editora Rubio, 2008. p.77-8.
104. Santos AC, Barroso LMBS. O início da atuação fonoaudiológica junto aos pacientes com obesidade. In: Resende JHC. *Tratado de cirurgia plástica na obesidade*. Rio de Janeiro: Editora Rubio; 2008. p.63-7.
105. Santos AC, Borges KMF, Silva CAB, Barbosa GMO. Assim na vida como na mordida - O olhar da psicologia e da fonoaudiologia sobre a mastigação. XV Congresso da Sociedade Brasileira de Cirurgia Bariátrica e Metabólica; Simpósio conjunto sobre tratamento intervencionista do diabetes tipo 2 e da síndrome metabólica. Que evidências temos? 2013, Brasília - DF. *ABCD Arq Bras Cir Dig* 2013;26:49.
106. Santos AC, Capistrano SFS, Barroso LMBS. Análise do processo de alimentação em pacientes obesos. In: Resende JHC. *Tratado de cirurgia plástica na obesidade*. Rio de Janeiro: Editora Rubio; 2008. p.69-75.
107. Santos AC, Moura Junior LG. Atuação fonoaudiológica na cirurgia bariátrica e metabólica. *In*: Klein D, Silva HJ, Marchesan IQ *et al*. *Avaliação em motricidade orofacial: Discussão de casos clínicos*. São José dos Campos, SP: Pulso Editorial; 2013. p.117-27.
108. Santos AC, Silva CAB. Força de mordida em pacientes candidatos à gastroplastia. *ABCD Arq Bras Cir Digestiva* 2013 Dez;26(4):315-8.
109. Santos AC, Silva CAB. Surface electromyography of masseter and temporal muscles with use percentage while chewing on candidates for gastroplasty. *Arq Bras Cir Dig* 2016;29(Suppl 1):48-52.

REFERÊNCIAS BIBLIOGRÁFICAS

110. Santos AC. Análise da força de mordida e de ciclos mastigatórios em pacientes candidatos à gastroplastia. [Dissertação de Mestrado]. Fortaleza, CE: Universidade de Fortaleza; 2013. [Acesso em 2016 Jul 28].
111. Santos AC. Cirurgia bariátrica e metabólica - um campo em ascensão para a atuação fonoaudiológica. *In*: Cesar AM & Maksud SS. *Fundamentos e práticas em fonoaudiologia*. Rio de Janeiro: Revinter; 2016. v. II. p.135-48.
112. Santos TT, Varavallo MA. A importância de microbióticos para o controle e/ou reestruturação da microbiota intestinal. *Rev Científica do ITPAC;* 2011.
113. Segal A, Cardeal MV, Cordás TV. Aspectos psicossociais e psiquiátricos da obesidade. *Rev Psiq Clín* 2002;29(2):81-9.
114. Segal A, Franques ARM. Introdução. *In*: Segal A & Franques ARM. *Atuação multidisciplinar na cirurgia bariátrica: a visão da COESAS-SBCBM*. São Paulo: Miró Editorial; 2012. p.11-3.
115. Segal A. Complicações e acompanhamento pós-operatório. In: Segal A & Franques ARM. *Atuação multidisciplinar na cirurgia bariátrica: a visão da COESAS-SBCBM*. São Paulo: Miró Editorial; 2012. p.183-93.
116. Silva ASG, Tanigute CC, Tessitore A. A necessidade da avaliação fonoaudiológica no protocolo de pacientes candidatos à cirurgia bariátrica. *Rev CEFAC* 2014 Out;16(5):1655-68.
117. Sociedade Brasileira de Cirurgia Bariátrica e Metabólica. Tipos de cirurgia, 2012. [Acesso em 2016 Mai 15]. Disponível em: http://www.sbcbm.org.br/cbariatrica.asp?menu=2.
118. Sousa AML. Aleitamento. *Rev Associação Paulista de Cirurgiões-Dentistas* 1997 Jul-Ago;51(4).
119. Souza RL, Cardoso MCAF. Fluência e prosódia: aspectos diferenciais frente aos distúrbios. *Rev Neurocienc* 2013;21(3):468-73.
120. Sprengel AL. *Cirurgia bariátrica: manual de instruções para pacientes e familiares*. São Paulo: M. Books do Brasil Editora Ltda; 2015.
121. Tambeli CH, Dias EV. Fisiologia da gustação. In: Kriger L, Moysés SJ, Moysés MT et al. *Fisiologia oral*. São Paulo: Artes Médicas; 2014. p.53-62.
122. Tanaka DS. O desafio do enfermeiro na assistência ao paciente obeso mórbido submetido à cirurgia bariátrica no período transoperatório. [Dissertação de Mestrado]. São Paulo: Universidade de São Paulo, Escola de Enfermagem, 2006. [Acesso em 2012 Jun 18]. Disponível em: http://www.teses.usp.br/teses/disponiveis/7/7139/tde-02102006-130223/
123. Tassinari MA. A clínica da urgência psicológica: contribuições da abordagem centrada na pessoa e da teoria do caos. [Tese de Doutorado]. Instituto de Psicologia; 2003. Universidade Federal do Rio de Janeiro, RJ.
124. Távora MT. Um modelo de supervisão clínica na formação do estudante de psicologia: a experiência da UFC. *Psicologia em Estudo* 2002;7(1):121-30.
125. Toledo THS, Sugueno LA, Ferraz AR, Di Francesco R. Análise do processo de reabilitação fonoaudiológica em pacientes submetidos a laringectomia supraglótica. *Revista CEFAC* 2005 Ene-Mar;7.
126. Toledo PN. *Conhecimentos essenciais para atender bem os pacientes queimados*. São Paulo: Pulso, 2003.
127. Toloni MHA, Longo-Silva G, Goulart RMM, Taddei JAAC. Introdução de alimentos industrializados e de alimentos de uso tradicional na dieta de crianças de creches públicas no município de São Paulo. *Rev Nutr* 2011 Fev;24(1):61-70.

128. Vasconcelos SC, Sepúlveda KR. Obesidade mórbida: um corpo em evidência e em desamparo. *Rev SBPH* 2011 Jun;14(1):92-111.
129. Vigarello G. *As metamorfoses do gordo: história da obesidade no Ocidente: da Idade Média ao século XX.* Tradução de Marcus Penchel. Petrópolis, RJ: Vozes; 2012.
130. Vygotsky LS. Pensamento e linguagem. 3.ed. São Paulo: M. Fontes; 1991.
131. WHO. Consultation on Obesity. Obesity: Preventing and managing the global epidemic. Geneva, 3-5 June 1997. World Health Organization; 1998.
132. Wilson B. *1974 – Pense no garfo! Uma história da cozinha e de como comemos.* Ilustrações de Annabel Lee; Tradução de Vera Ribeiro; Consultoria de Flavia Pantoja. Rio de Janeiro: Zahar; 2014.
133. Yong Z, James HH. Increasing the number of chews before swallowing reduces meal size in normal-weight, overweight, and obese adults. *J Nutr Acad Diet* 2014 Jun;114(6):926-31.

ANEXO 1

FICHA DE IDENTIFICAÇÃO DO CLIENTE

Nome: _____

Idade: _____ Sexo: _____ Data Nasc.: _____/_____/_____

Ordem de Nascimento: _____ Estado Civil: _____

Nº Dependentes: _____ Idade dos Mesmos: _____

Grau de Instrução: _____

Profissão: _____

Outra Atividade Profissional: _____

CPF: _____

Nome do Informante: _____

Endereço Residencial: _____

Fone Residencial: (__)_____ Fone Comercial: (__) _____

Celular: (__) 9_____ Outros: (__) 9 _____

E-mail: _____

Já realizou algum tratamento fonoaudiológico anteriormente? _____

2. Indicação e Queixa Atual: _____

3. Hipótese Diagnóstica: _____

_____
Fonoaudióloga Responsável

ANEXO 2

FICHA DE ANAMNESE FONOAUDIOLÓGICA

Dados Gerais Data da entrevista ____/____/____
Nome: _____
Sexo: _____ Peso: _____Kg Altura: _____m Data da cirurgia: _____
Indicação e/ou acompanhamento médico: _____
_____
Perda de Peso: _____

Desenvolvimento do problema
1) Aspectos físicos: _____
Melhora: _____
2) Alguma internação? Qual o motivo? _____
3) Uso de medicamentos: _____
4) Utiliza prótese?   ( ) Não   ( ) Sim
Aparelho Ortodôntico? Desde quando?_____
Manutenção dolorosa? ( ) Sim   ( ) Não
5) Aspectos psíquicos (humor, comportamento): _____
Psicóloga _____
6) Fuma? Bebida alcoólica? Uso de drogas? Qual a frequência? _____
7) Se deixou, há quanto tempo?_____
8) Quando está com problemas ou ansioso, costuma comer alguma coisa? O quê?
Antes: _____ Agora: _____
9) Costuma, nas refeições, ingerir líquidos:
( ) durante   ( ) logo após   ( ) não ingere
( ) outro: _____
_____
Meta: _____
Nutricionista: _____

Questões para pré-operatório e pós-operatório tardio

10) Você se considera acima do peso normal? _____
Meta: _____
11) Pratica alguma atividade física? _____
12) Qual tipo de comida é mais frequente em seu cardápio?
( ) verduras   ( ) carnes
( ) massas-tipo:_____ ( ) frituras
( ) doces -tipo: _____ ( ) refrigerantes
( ) tudo   ( ) outros: _____
13) Quanto tempo você demora em uma refeição?
( ) - 10 min   ( ) 10-30 min   ( ) + 30 min   tempo exato: _____
14) Qual a quantidade de alimento (em peso) para esse tempo? _____
15) Qual o tempo de intervalo entre as refeições?
( ) - 1 hora   ( ) 1-2 horas   ( ) ≥ 3 horas   tempo exato: _____
em qual período do dia? _____
16) Como sente o sabor da comida?
( ) mais que antes   ( ) menos que antes   ( ) igual   ( ) outro: _____
17) Você sente que mastiga bem o alimento ou "somente engole"? _____
18) Quais as dificuldades alimentares? _____
19) Quais as facilidades alimentares? _____
20) Existe algo que queira dizer que não foi perguntado?_____

_____
Fonoaudióloga Responsável

ANEXO 3

FICHA DE AVALIAÇÃO FONOAUDIOLÓGICA

Avaliação Fonoaudiológica do Paciente do Núcleo do Obeso do Ceará

Nome: _____ Sexo: _____
Data da avaliação: ____/____/____ D.N.: ____/____/____ Idade: _____ IMC: _____
Tratamento realizado:
( ) Pré-cirúrgico, cirurgia marcada para qual dia?
( ) Cirúrgico, há quantos dias?
( ) Outros: _____

Aspectos Morfológicos e Postura

Lábios:
( ) Fechados   ( ) Entreabertos   ( ) Avolumados
( ) Possibilidade de vedamento ( ) Superior fino   ( ) Superior encurtado
( ) Dificuldade de vedamento   ( ) Inferior evertido
( ) Outros: _____

Língua:
( ) Normal   ( ) Alargada   ( ) Freio normal
( ) Marcas nas laterais ( ) Sem ponta   ( ) Freio curto
( ) Geográfica   ( ) Outros: _____

Postura habitual de língua:
( ) Na papila palatina   ( ) Na região alveolar inferior
( ) No assoalho bucal   ( ) Entre os dentes   ( ) Outros: _____

Postura cervical:
( ) Normal   ( ) Em flexão   ( ) Inclinado p/ E
( ) Inclinado p/ D ( ) Em extensão   ( ) Lateralizado p/ D
( ) Lateralizado p/ E ( ) Outros: _____

Bochechas:
( ) Simétricas ( ) Dir. caída ( ) Dir. + avolumada
( ) Assimétricas ( ) Esq. caída ( ) Esq. + avolumada
( ) Ambas avolumadas ( ) Ambas caídas ( ) Marcas/ferim. internos
( ) Outros: _____

Palato duro:
( ) Normal ( ) Ogival

Palato mole:
( ) Normal ( ) Úvula bífida

Dentição:
( ) Decídua ( ) Mista ( ) Permanente

Dentes:
( ) Bom estado de conservação ( ) Presença de próteses
( ) Mau estado de conservação ( ) Ausência de próteses

Ausência de dentes:

Oclusão:
( ) Normal ( ) Classe I ( ) Classe II
( ) Classe II – Subdivisão I ( ) Classe II – Subdivisão II ( ) Classe III
( ) Mordida aberta anterior ( ) Mordida Ab. Post. Uni E ( ) Mordida Ab. Post. Uni D
( ) Mordida Cruzada Ant. ( ) Mordida Cruz. Post. Uni E ( ) Mordida Cruz. Post. Uni D
( ) Sobremordida ( ) Mordida em topo ( ) Outros:_____

Tonsilas palatinas:
( ) Presentes ( ) Ausentes

Nariz:
( ) Normal ( ) Base alargada ( ) Narinas estreitas
( ) Desvio de septo

Olhos:
( ) Simétricos ( ) Assimétricos ( ) Presença de Olheiras
( ) Caídos

Tipologia facial:
( ) Dolicofacial ( ) Mesofacial ( ) Braquifacial

Funcionalidade

Lábios:
( ) Normais ( ) Superior Flácido ( ) Inferior Rígido
( ) Flácidos ( ) Inferior Flácido ( ) Superior Rígido
( ) Rígidos

Língua:
( ) Normal ( ) Flácida ( ) Rígida

Bochechas:
( ) Normais ( ) Direita Flácida ( ) Esquerda Flácida
( ) Flácidas ( ) Direita Rígida ( ) Esquerda Rígida
( ) Rígidas
mentual: ( ) normal ( ) Flácido ( ) Rígido

Mobilidade

Lábios (em protrusão):
( ) Normal ( ) Alterada ( ) Tremor

Lábios (em retração):
( ) Normal ( ) Alterada ( ) Tremor

Língua:
( ) Normal ( ) Alterada ( ) Tremor

Bochechas:
( ) Normal ( ) Alterada ( ) Tremor

Mandíbula (abertura): Abertura _____ mm
( ) Normal ( ) Desvio para D ( ) Desvio para E

Mandíbula (fechamento):
( ) Normal ( ) Desvio para D ( ) Desvio para E

Mandíbula (lateralização):
( ) À Esquerda: _____ mm ( ) À Direita: _____ mm

ATM:
( ) Sem estalidos ( ) Com estalidos

Masseter:
( ) Simétrico ( ) Contração: D e E ( ) Contração: E e D
( ) Tremor ( ) Movimentação reduzida ( ) Sem movimentação

Elevação de sobrancelhas:
( ) Normal ( ) Movimentação menor à E ( ) Movimentação reduzida
( ) Tremor ( ) Movimentação menor à D ( ) Sem movimentação

Franzir testa:
( ) Normal ( ) Movimentação menor à E ( ) Movimentação reduzida
( ) Tremor ( ) Movimentação menor à D ( ) Sem movimentação

Elevador de lábios e asa do nariz:
( ) Normal ( ) Movimentação menor à E ( ) Movimentação reduzida
( ) Tremor ( ) Movimentação menor à D ( ) Sem movimentação

Fechar e abrir os olhos:
( ) Normal ( ) Movimentação menor à E ( ) Movimentação reduzida
( ) Tremor ( ) Movimentação menor à D ( ) Sem movimentação

Movimentação de cabeça:
( ) Normal ( ) Diminuída para a E ( ) Diminuída para cima
( ) Diminuída incl. p/ D ( ) Diminuída para a D ( ) Diminuída para baixo
( ) Diminuída incl. p/ E

Funções

Respiração:
( ) Nasal ( ) Bucal ( ) Buconasal

Teste do espelho (respiração normal):
( ) Saída de ar bilateral ( ) Saída de ar maior à E ( ) Saída de ar maior à D

Teste do espelho (palavras orais):
( ) Sem escape ( ) Saída de ar maior à E
( ) Saída de ar bilateral ( ) Saída de ar maior à D

Teste do espelho (palavras nasais):
( ) Saída de ar bilateral ( ) Saída de ar maior à E ( ) Saída de ar maior à D

Mastigação:
( ) Normal ( ) Bilateral ( ) Interposição de lábio inferior
( ) Alterada ( ) Unilateral Esquerda ( ) Participação exagerada da musc. perioral
( ) Lenta ( ) Unilateral Direita ( ) Movimentos rotatórios de mandíbula
( ) Rápida ( ) Lábios abertos ( ) Movimentos verticais de mandíbula
( ) Ruidosa ( ) Lábios fechados ( ) Centralização do alimento

Deglutição:
Tipo de alimento: _____
( ) Normal ( ) Participação da musc. perioral ( ) Projeção lateral de língua
( ) Alterada ( ) Interposição de lábio inferior ( ) Projeção anterior de língua
( ) Engasgo ( ) Ruidosa ( ) Projeção da cabeça

Hábitos bucais:
( ) Chupeta Comum Até quando: _____
( ) Chupeta ortodôntica Até quando: _____
( ) Dedo Até quando: _____
( ) Mamadeira Até quando: _____
( ) Onicofagia Até quando: _____
Voz: Alguma observação:

Diagnóstico: _____
_____
Encaminhamentos: _____
_____
Conduta: _____
Sessão: _____

Índice Remissivo

Entradas acompanhadas por um f ou q indicam
figuras e quadros, respectivamente.

A

Alimentação
    alteração específica para, 25
        miofuncional, 25
        orofacial, 25
Anamnese
    fonoaudiológica, 93
        ficha de, 93
    no atendimento fonoaudiológico, 47-72
Aprimoramento
    muscular orofacial, 39
        para execução eficiente, 39
            das funções do sistema
                estomatognático, 39
Atendimento Fonoaudiológico
    avaliação, 47-72
        CAFM, 50
        EMG'S, 49
        gnatodinamômetro, 50
    anamnese, 47-72
    em cirurgia bariátrica, 27-45
        metodologia(s), 27-45
            adaptada da mastigação, 42
                automatização, 42
                fixação, 42
                instalação, 42
            de Carl Ransom Rogers, 28
            de Elisa B. C. Altmann, 39
            de Frederick Salomon Perls, 33
            de Paulo Freire, 31
            mescla, 44
        princípios, 27-45
        teorias, 27-45
            de Jeffrey P. Okeson, 37
            de Melvin L. Moss, 35
    instrumentos utilizados, 48
        anamnese, 48
        avaliação, 48
        identificação, 48
        relatório, 48
    recursos terapêuticos, 47-72
        pós-opertório, 51, 72
            imediato, 51
            tardio, 72
        pré-operatório, 50
        transoperatório, 51
Ato Mastigatório
    importância do, 34f
        segundo Fritz Perls, 34f
Avaliação
    fonoaudiológica, 95
        ficha de, 95

C

CAFM (Célula de Avaliação de Força de
    Mordida), 50
Carl Ransom Rogers
    metodologia de, 28
        clínica, 28
            centrada na pessoa, 28
Casos-Desafio, 79-81
CFM (Conselho Federal de Medicina)
    resoluções do, 7q
        alterações das, 7q
Cirurgia Bariátrica
    a pessoa após a, 13
    atendimento fonoaudiológico em, 27-45
        metodologia(s), 27-45
            adaptada da mastigação, 42
                automatização, 42
                fixação, 42
                instalação, 42
            de Carl Ransom Rogers, 28
            de Elisa B. C. Altmann, 39
            de Frederick Salomon Perls, 33
            de Paulo Freire, 31

mescla, 44
princípios, 27-45
teorias, 27-45
de Jeffrey P. Okeson, 37
de Melvin L. Moss, 35
obesidade e, 5-8
classificação da, 5
conceito da, 5
tratamento da, 6
formas de, 6
Cliente
ficha de identificação do, 91
Comportamento
mastigatório, 17-22
função mastigatória, 17
língua, 19
Consistência
alimentar, 20
e função mastigatória, 20
relação na obesidade, 20

D

Disbiose
intestinal, 75
fonoaudiologia na, 75
Doença(s)
da síndrome metabólica, 6q
riscos para as, 6q

E

Elisa B. C. Altmann
metodologia de, 39
aprimoramento muscular orofacial, 39
das funções do sistema estomatognático, 39
para execução eficiente, 39
EMG'S (Eletromiografia de Superfície), 49

F

Ficha
de identificação, 91
do cliente, 91
fonoaudiológica, 93, 95
de anamnese, 93
de avaliação, 95
Fonoaudiologia
percorrendo mais caminhos, 73-77
em outras situações, 77
na disbiose intestinal, 75
na obesidade, 73
não controlada, 73
na recidiva de peso, 73
no pós-operatório, 76
de hérnia de hiato, 76

Frederick Salomon Perls
metodologia de, 33
awareness, 33
Fritz Perls
ato mastigatório segundo, 34f
importância do, 34f
Função(ões)
do sistema, 37, 39
estomatognático, 39
execução eficiente das, 39
aprimoramento muscular orofacial para, 39
mastigatório, 37
relacionamento com a, 37
estudo da oclusão e, 37
mastigatória, 17
consistência alimentar e, 20
relação na obesidade, 20

G

Gnatodinamômetro, 50

H

Hérnia de Hiato
pós-operatório de, 76
fonoaudiologia no, 76

I

Identificação
do cliente, 91
ficha de, 91

J

Jeffrey P. Okeson
teoria de, 37
função do sistema mastigatório, 37
estudo da oclusão e a, 37

M

M.O. (Motricidade Orofacial), 38
Mastigação
movimento rítimico de, 38f
vista frontal do, 38f
na metodologia, 40
de Elisa B. C. Altmann, 40
na obesidade mórbida, 42
metodologia adaptada da, 42
de automatização, 42
de fixação, 42
de instalação, 42
Matriz Funcional
de Moss, 35

Melvin L. Moss
  teoria de, 35
    matriz funcional, 35
Metodologia(s)
  do atendimento fonoaudiológico, 27-45
    em equipe de cirurgia bariátrica, 27-45
      adaptada da mastigação, 42
        automatização, 42
        fixação, 42
        instalação, 42
      de Carl Ransom Rogers, 28
      de Elisa B. C. Altmann, 39
      de Frederick Salomon Perls, 33
      de Paulo Freire, 31
      mescla, 44
Movimento
  rítimico, 38f
    de mastigação, 38f
      vista frontal do, 38f

O

Obesidade
  e cirurgia bariátrica, 5-8
    classificação da, 5
    conceito da, 5
    tratamento da, 6
      formas de, 6
  não controlada, 73
    fonoaudiologia na, 73
  relação na, 20
    entre consistência alimentar, 20
      e função mastigatória, 20
Obesidade Mórbida
  conhecer o público com, 9-15
    pessoa com, 9, 13
      após a cirurgia bariátrica, 13
      do rótulo ao perfil, 9
  fisiopatologia no paciente com, 23-25
    do sistema estomatognático, 23-25
  mastigação na, 42
    metodologia adaptada da, 42
      de automatização, 42
      de fixação, 42
      de instalação, 42

P

Paulo Freire
  metodologia de, 31
    apropriação e aproximação do saber, 31
    à vida cotidiana, 31
    ensinar/orientar, 31
Princípio(s)
  do atendimento fonoaudiológico, 27-45
    em equipe de cirurgia bariátrica, 27-45

R

Reaferência
  proprioceptiva, 42
Recidiva
  de peso, 73
    fonoaudiologia na, 73

S

Síndrome
  metabólica, 6q
    doenças da, 6q
      riscos para as, 6q
Sistema Estomatognático
  execução eficiente das funções do, 39
    aprimoramento muscular orofacial para, 39
      alongamento, 41
      deglutição, 40
      mastigação, 40
      postura, 40
      respiração, 40
      tônus, 41
Sistema Mastigatório
  função do, 37
    relacionamento com a, 37
      estudo da oclusão e, 37
Submodalidade(s)
  gustativas, 20q

T

Teoria(s)
  do atendimento fonoaudiológico, 27-45
    em equipe de cirurgia bariátrica, 27-45
    de Jeffrey P. Okeson, 37
    de Melvin L. Moss, 35